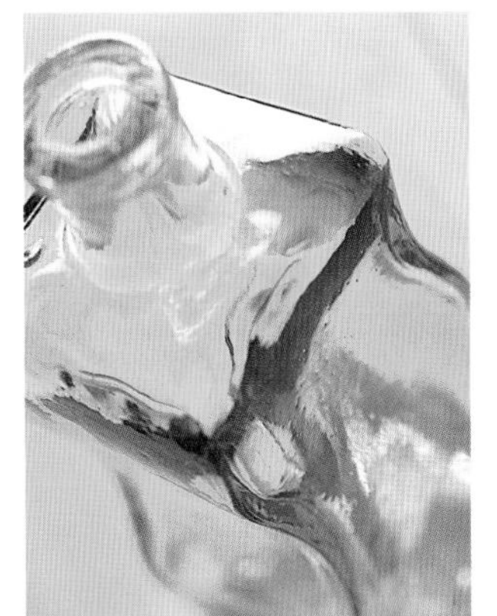

65 種調理養生良方

20道擁有輕盈體態的減脂茶

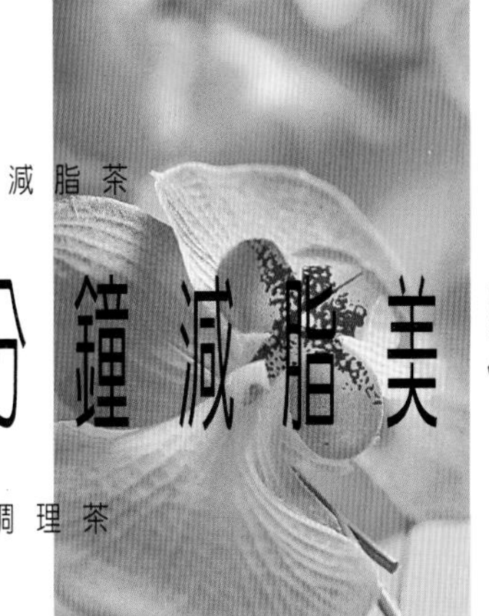

3分鐘減脂美容茶

8道豐胸、美白、去斑美容茶

13道調經、更年期、禦寒消暑調理茶

楊錦華著

12道消除心痛、頭痛、生理痛、胃痛飲茶

12種藥浴與藥枕的應用方法

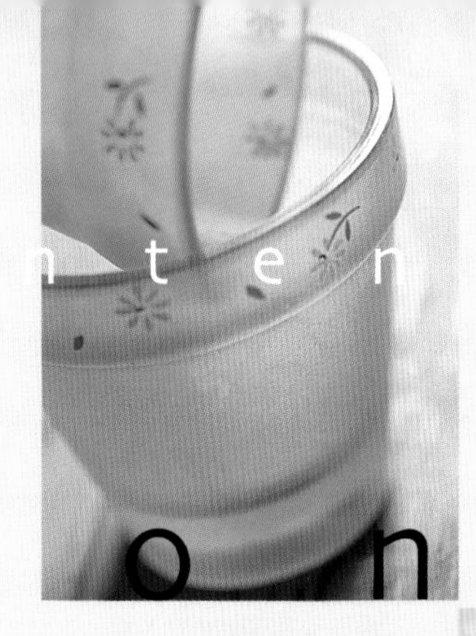

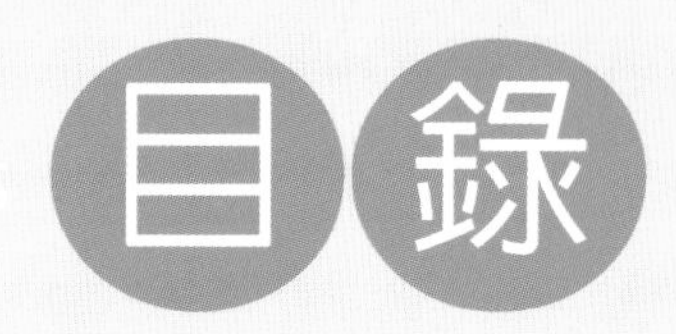

目錄

contents

3分鐘減脂美容茶

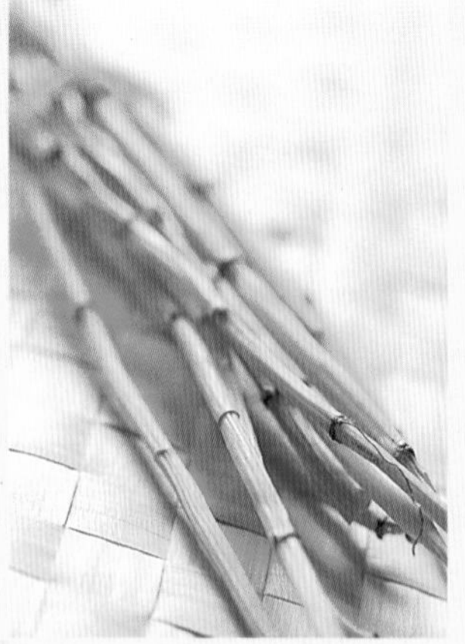

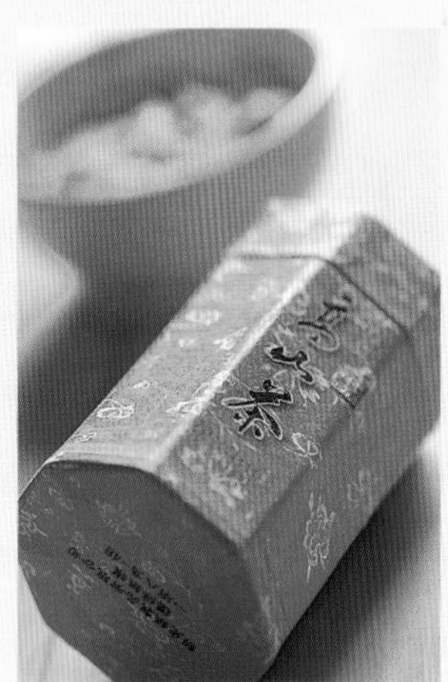

減脂篇

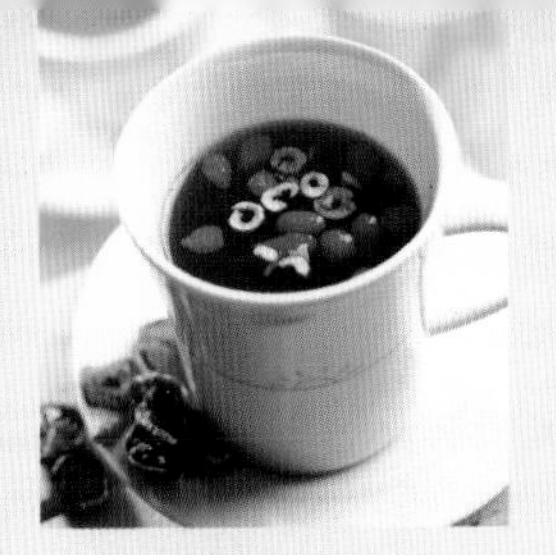
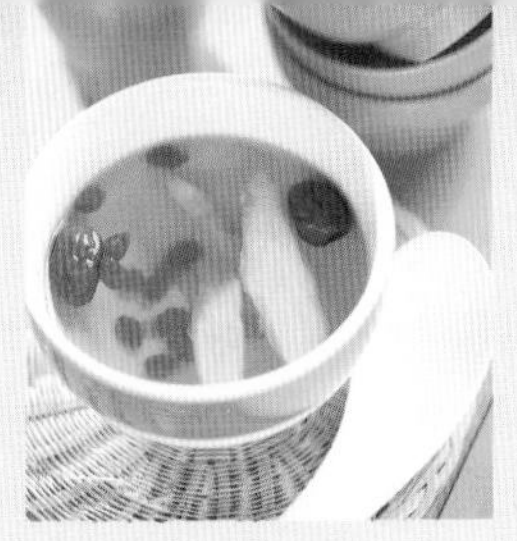
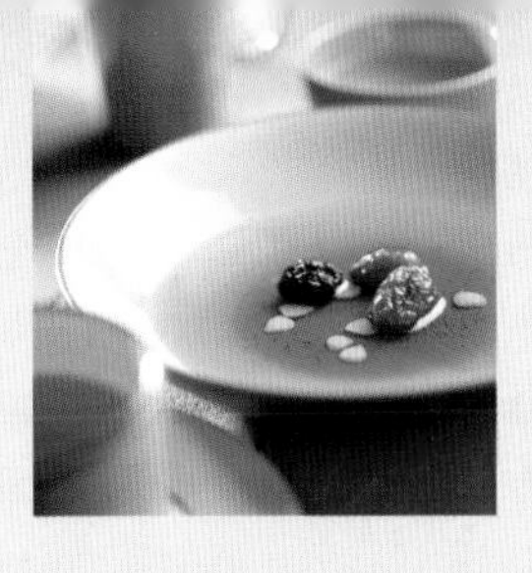
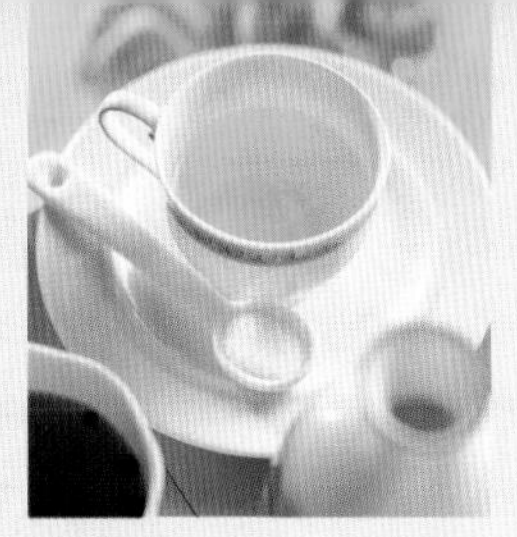

美容篇

調理篇

病痛篇

應用篇

實用的減脂調理養生書

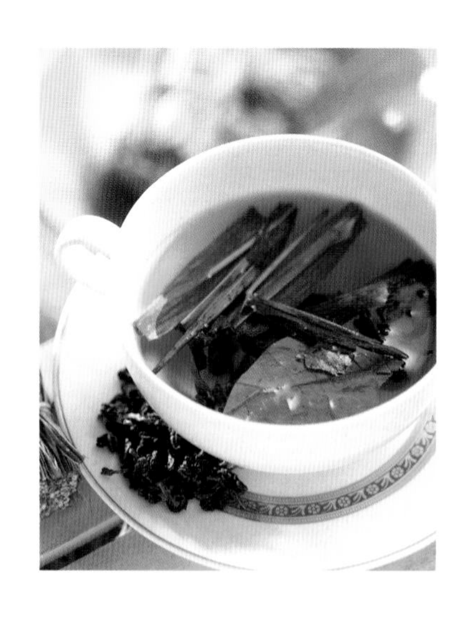

健康就是財富，現代人追求苗條身材外，養生、調理也是相當重要的課題。

身為經營者，肩負社會責任，本人非常重視身、心靈健康。為了推廣書香、永續經營、帶領公司員工，平時特別注重調理身體、飲食習慣，才能使身心愉快，服務社會。

我與楊醫師是多年好友，身體的保健一向是由她關照指導，書中除了增添美麗、自信的減脂茶、美容茶外，還有保健的調理茶、消除病痛茶，平常更可泡個舒服澡、睡個舒適的好覺，眞的很具療效且實用。我也天天調理，眞得很棒！大家不妨一試，絕對可以感受到效果顯著。

初見《3分鐘減脂美容茶》，直覺它是一本圖文並茂實用的食譜，且材料簡單、製作方便，令人受益匪淺、終身「享瘦」不盡、身心健康！樂以為序。

新學友書局 發行人

廖蘇西姿

喝杯茶常保年輕美麗

雖說死生有命富貴在天，但活得健康過得快樂說來容易其實未必，因爲每個人生活的空間與工作領域均各不相同，因此專業資訊的提供與參考就成了現代文明中不可缺少的成長基素。

楊錦華女士以其中醫的專業知識及教學相長的敬業態度，用深入淺出的簡易製作方法，不但爲抒解生活壓力、改善營養品質及達到滿足愛美天性的男男女女記錄下臨床實驗的見證，同時也讓讀者在生活中培養更多的情趣。這是一本居家、外出旅遊或送人均適宜的「通書」。

國際單親兒童文教基金會 會長

黃娥綏

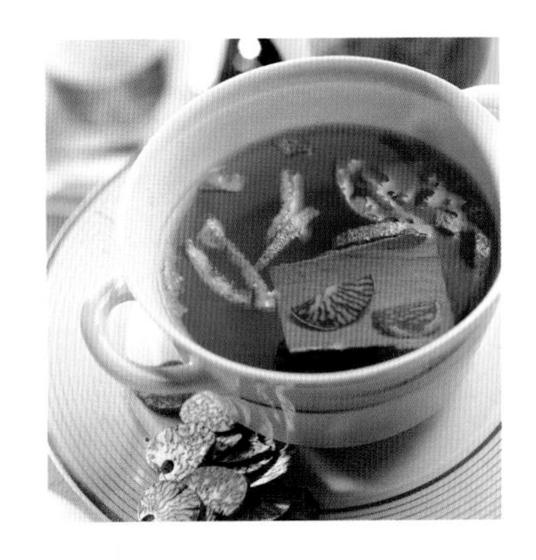

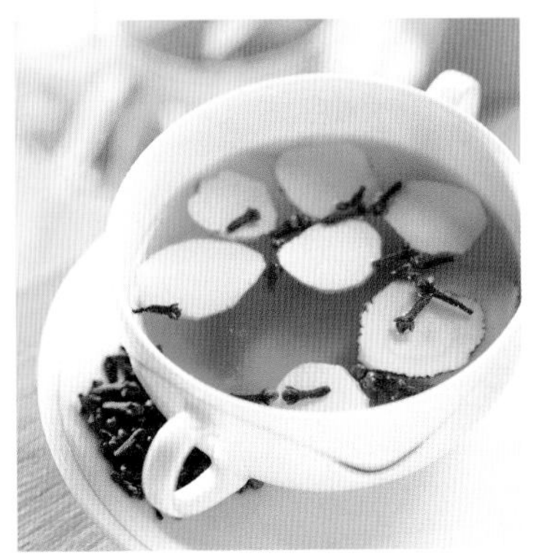

喝出窈窕與健康

曾經有位能透視前世未來的學生，有天忽然在課堂上正經八百的說：「報告老師，我看出來了，您就是三國時代的「華陀」，曾經懸壺救世、救人無數、妙手回春，只可惜英年早逝、天妒良才啊！你最好把所學傳承嘉惠學子，與其等病人愁眉苦臉時才來找您看診，倒不如讓人快快樂樂來學保健之道」。最後還加句「切記切記」，話雖「玄」奇，但也不無道理，醫者有仁人之心，何必讓人多受病魔摧殘？況且身體髮膚受之父母，早該懂得愛惜！所以近年來我已經漸漸改走學術研究，極力於教學工作，且深深覺得預防勝於治療，人人應該學會調理自己。基於並非每個人都有時間到各單位學習保健之道，於是想起不如把多年來的研究及教學經驗透過本書的傳達來嘉惠讀者。

第一次出書是又興奮又緊張，就像「大姑娘上花轎」的心情一樣，爲了吸引更多人親身體會它，於是我挖空心思去想很多有趣好記的名稱、容易取得的材料及最簡單的做法，無非想讓我們中國的「藥食同源」打入各位的心寧深處，不再害怕中藥。根據《日本漢方醫學研究》報告中曾認定我國的「四物丸」相當於女性荷爾蒙，可防止更年期綜合症狀，〈賞心悅目茶〉（見p.70）的材料有相同功效，而〈甘麥大棗湯〉（見p.72）也能有效改善躁鬱症、神經衰弱；「六味丸」與〈送子湯〉（見p.65）都具強精補腎的功效，到了八十歲尚且能生小孩。

「詩情話薏，浴藥茶；瘦身美白，調理氣；人生彩色粉美麗。」這些字句是本書的精華，你瞧！這「情」呢，在〈夕陽醉了〉（見p.26）中有「琴」酒相伴；「話」，我特別想了很多有趣俏皮的話，如「身材玲瓏你會紅」等，可以幫助你加深每道茶名印象。「薏」就好比〈薏往情深〉（見p.38）中的薏苡仁，是減脂美容聖品；而藥茶、藥浴、藥枕都將給你健康漂亮、更讓你吃香洗辣。這些均能促進氣血循環，有好的身體才有健康的肝，人生才會是彩色的啊！

如果有幸結緣，與我分享此書的一切，也希望因爲你的如法「泡」製而過得幸福美滿快樂，就在享瘦美容強身的同時，我們一起感謝莫少閒小姐給我機會教大家「調茶」、攝影張大師的精心傑作、美麗的小燕細心編輯及美編版面的設計，讓本書更精美充實。如果眞如莫小姐稱讚我爲醫「教」優秀人才，那就得感謝栽培我的父母親，及弟妹們的鼓勵、兒子的乖巧，更要感謝天恩師德呢！

楊錦華

善用中藥補養身體

所謂「補養」，補就是補不足，養就是保養之。人活著就憑著一口氣，氣有偏陽有偏陰，所以必須假借藥材的精華以滋助；意思就是平時調理得當，才可使氣血平和、形神俱茂、疾病不生。所以要先補養，中醫有調氣、調血的功效，跟維他命一樣，平時飲用可以預防及保健，並可為身體做體內環保。

中藥店藥材大部份都是經過炮製過的，主要須吸取日月的精華後，再經過藥師的巧手炒過、焙乾、蒸煮、水飛、浸泡等，才呈現出這些用來治病、養身的高級藥材，所以本食譜中幾乎都使用炮製過的來調製，效果比新鮮的植物更顯著喔。至於如何來辨識這些藥材呢？通常藥材的子、枝、花、草、葉類或材料數量少的用熱水泡後悶蓋著就能入味；若是木、根部就須煎煮過，效果比較好。

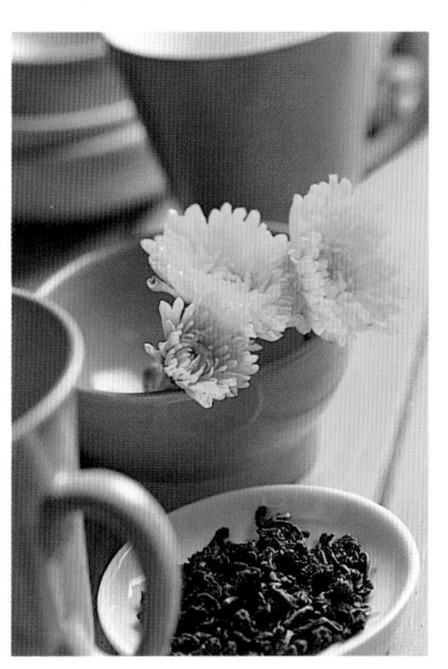

平常如果沒時間煎煮，可直接加熱水沖泡，但需悶久一點才能入味，且一天中可多回沖幾次；假日或下班後建議用煮的方式，透過火喉煎煮可加速吸收植物的精華，且只需喝一次功效就抵過沖泡的3～4次，而煮的方式可再以熱水沖泡一次。中藥經過泡煮後，藥材浮上來的多半可治療上半身疾患；若沈下去的多半可助益下半身。

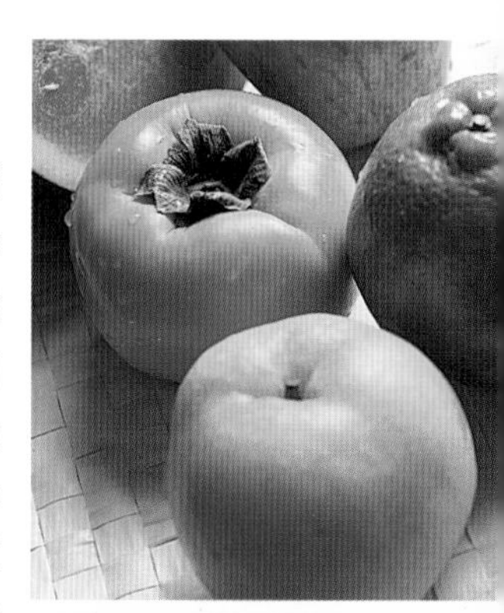

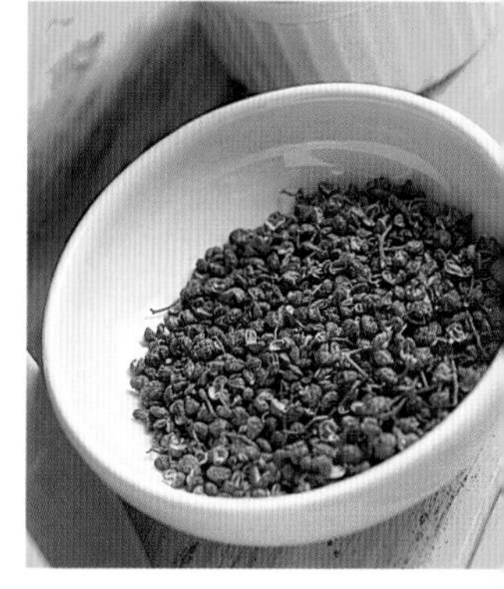

中藥是很溫和的藥材，想減脂、美白、強身就要有耐心飲用，不可有三天捕魚五天曬網的心態，這樣效果就不很明顯，所以平常就要保養，真等到生病時才飲用也是可以，但是就非3分鐘可見效果，且身體也得多挨痛幾天啊！所以在使用本書之前，先徹底了解自己，針對身體的狀況來對症下藥，千萬別心急，以為各類症狀的茶都能同一時間服用，應隔20～30分鐘再喝，免得適得其反。記得多給自己3分鐘，就能贏得一輩子的幸福與美麗喔！

關於中藥，我有問題

翻開此書時，心動了嗎？不如馬上行動，但要有阿娜的身材、白嫩的皮膚、健康的身體前，一定要先閱讀本書的使用說明，你將會覺得很簡單喔。如果在製作及藥材上有任何的疑問，可寫信至台北郵政3之68號信箱給楊錦華老師，或來電詢問0920-477817，都將給你詳細解答。

Q1：中藥的計量單位？

早期中藥行大都使用「錢」單位的稱量工具，但現今中藥行為了服務更多購買者，也同時具備「公克」（g.）單位的稱量工具，所以不用擔心藥行無法計算。重量換算：1公斤＝1,000公克，1台斤＝600公克＝16兩，3公克＝約1錢，容積換算：1公升＝1,000c.c.。

Q2：煮藥茶的火喉大小？

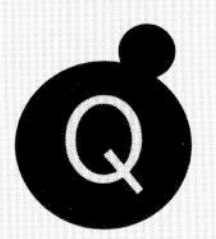

一般煎煮中藥以中火最適宜，較能使藥材入味。

Q3：那類藥材需煮？
那類藥材可直接沖泡？

通常藥材的子、枝、花、草、葉類（如枸杞子、玫瑰花、益母草等）或材料數量少的用熱水泡後悶蓋著就能入味；若是木、根部（如知母、防己、何首烏等）就須煎煮過，效果比較好。而煎煮時如有木、根部的藥材就必須與冷水同煮，才能產生功效；如果是子、枝、花、草、葉類，因較容易入味，等水沸後再入水煮，可保持鮮美度。

Q4：沒時間煮藥茶時可直接沖泡嗎？

平常如果沒時間煎煮，可直接加熱水沖泡，但需悶久一點才能入味，且一天中可多回沖幾次；假日或下班後建議用煮的方式，透過火喉煎煮可加速吸收植物的精華，且只需喝一次功效就抵過沖泡的3～4次，而煮的方式可再以熱水沖泡一次。但有木、根類的藥材就必須煎煮才能入味。

Q5：可使用那些器具來沖煮藥茶？

煎煮方式可利用陶瓷鍋、不鏽鋼鍋，而沖泡方式可以磁杯、鋼杯或耐熱壺悶泡。

Q6：藥材哪裡買？如何保存？

本書中所列的藥材在一般中藥行皆有售，因藥材最怕潮濕且不可放太久，所以最好一次先抓三帖（份），吃完了再買，未用完的藥材可裝入密封罐中再放冰箱冷藏。

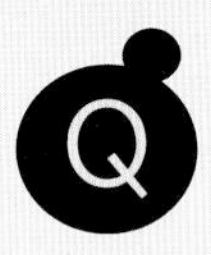

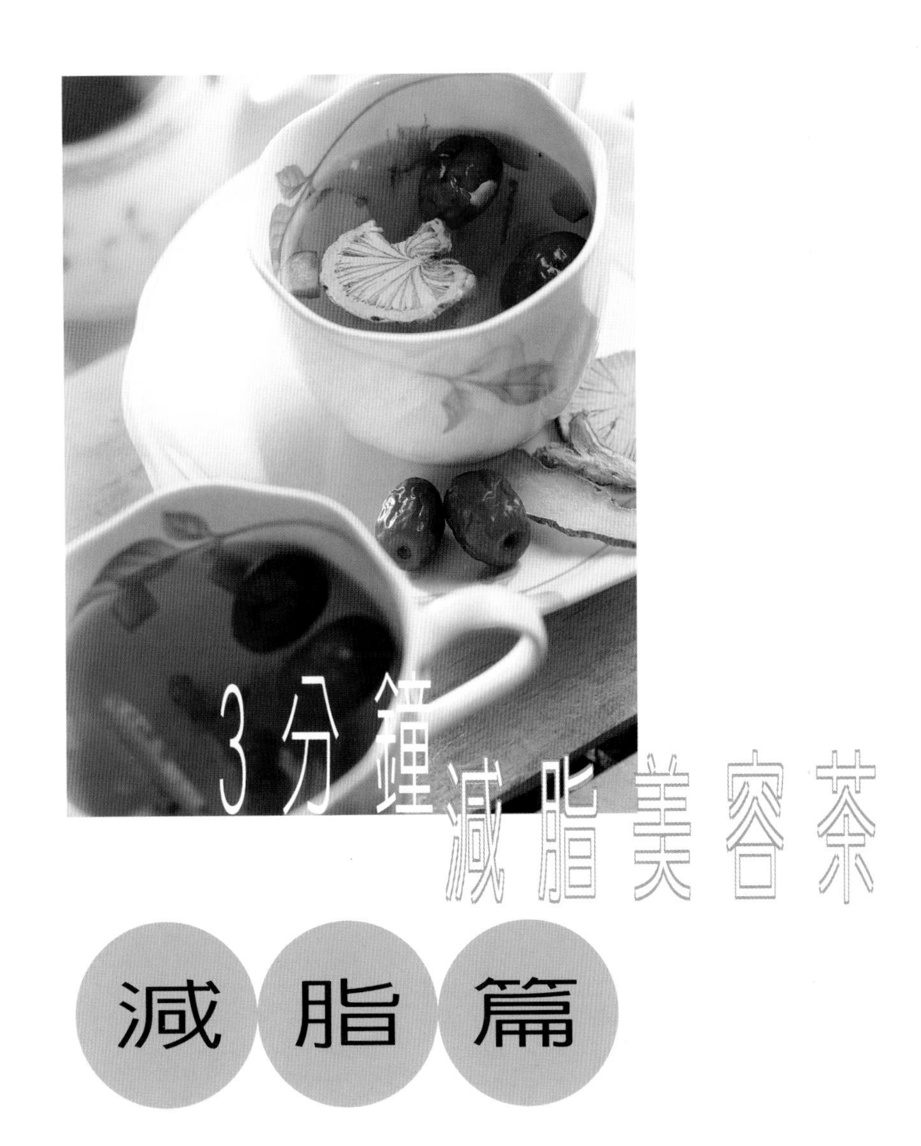

3分鐘減脂美容茶

減脂篇

說真的，羅馬不是一天造成的，今天的肥胖，都是昨日貪圖口欲所造成的，為了重振英姿，再現阿娜，非得要吃得苦中苦喔！所以，減脂篇中的茶飲幾乎不加蜜、糖，且最好在飯後飲用，可幫助消化、去油膩。而不減脂的朋友平時也可以飲用，作為體內的環保，就讓我們吃出健康、吃出美麗！

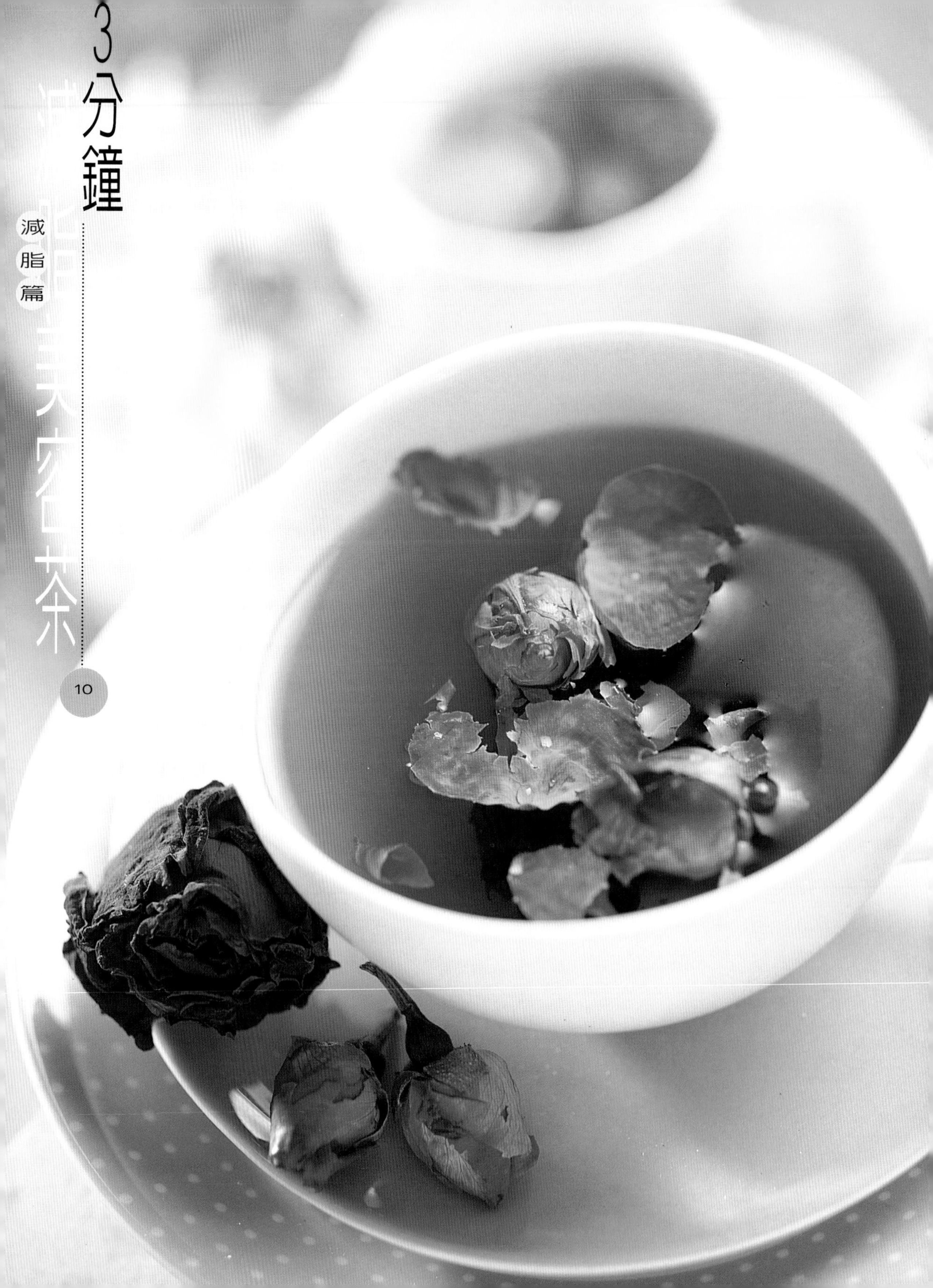

梅國心玫瑰情

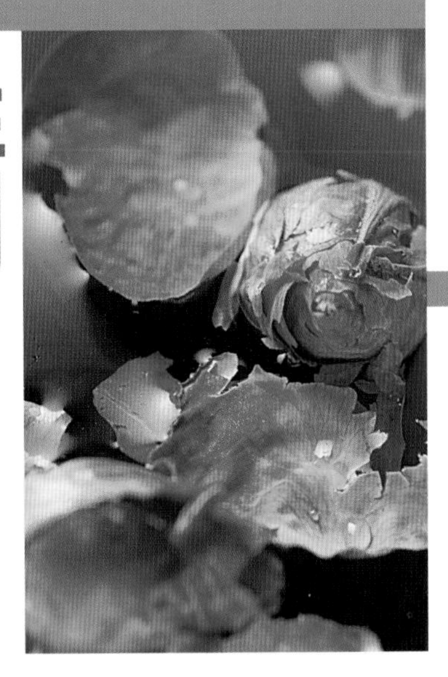

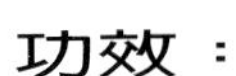

功效：
能緊縮腹肌。

製作時間：
3分鐘

飲用方法：
每天餐後飲用。

材料：
玫瑰花5朵、烏梅3個、紅茶包1包

做法：
1.先將玫瑰花洗淨。
2.鍋中倒入250c.c.水，放入烏梅煮3分鐘至沸，再將烏梅汁沖入紅茶包，最後撒上玫瑰花稍浸泡即可。

＊直接放入杯中、不經過煎煮的藥材可以熱水稍燙或潔淨的水洗過會較乾淨；其實藥材多半已很乾淨了，不燙洗過也無妨。
＊本書中每道藥茶的材料配置均是一人份（帖），即一天飲用的量。

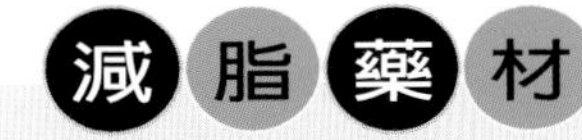
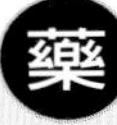
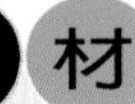

減脂藥材

玫瑰花：
氣香味淡微甘，可寬心散鬱、舒緩緊張情緒。

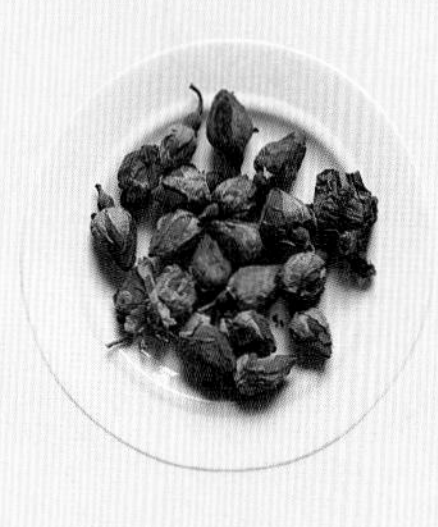

烏梅：
味酸澀，性溫，具生津止渴、醒酒殺菌的效能。

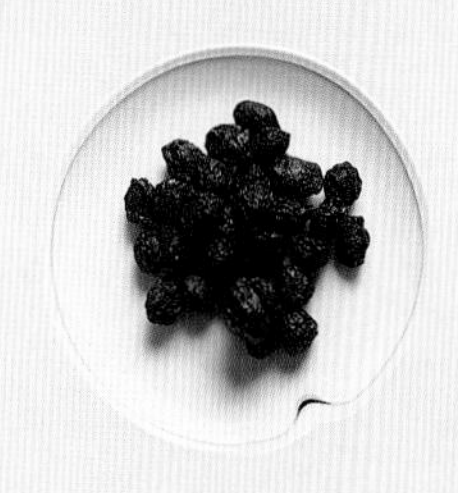

紅茶：
味苦甘，能解油膩、清腸胃、醒腦、消脂。

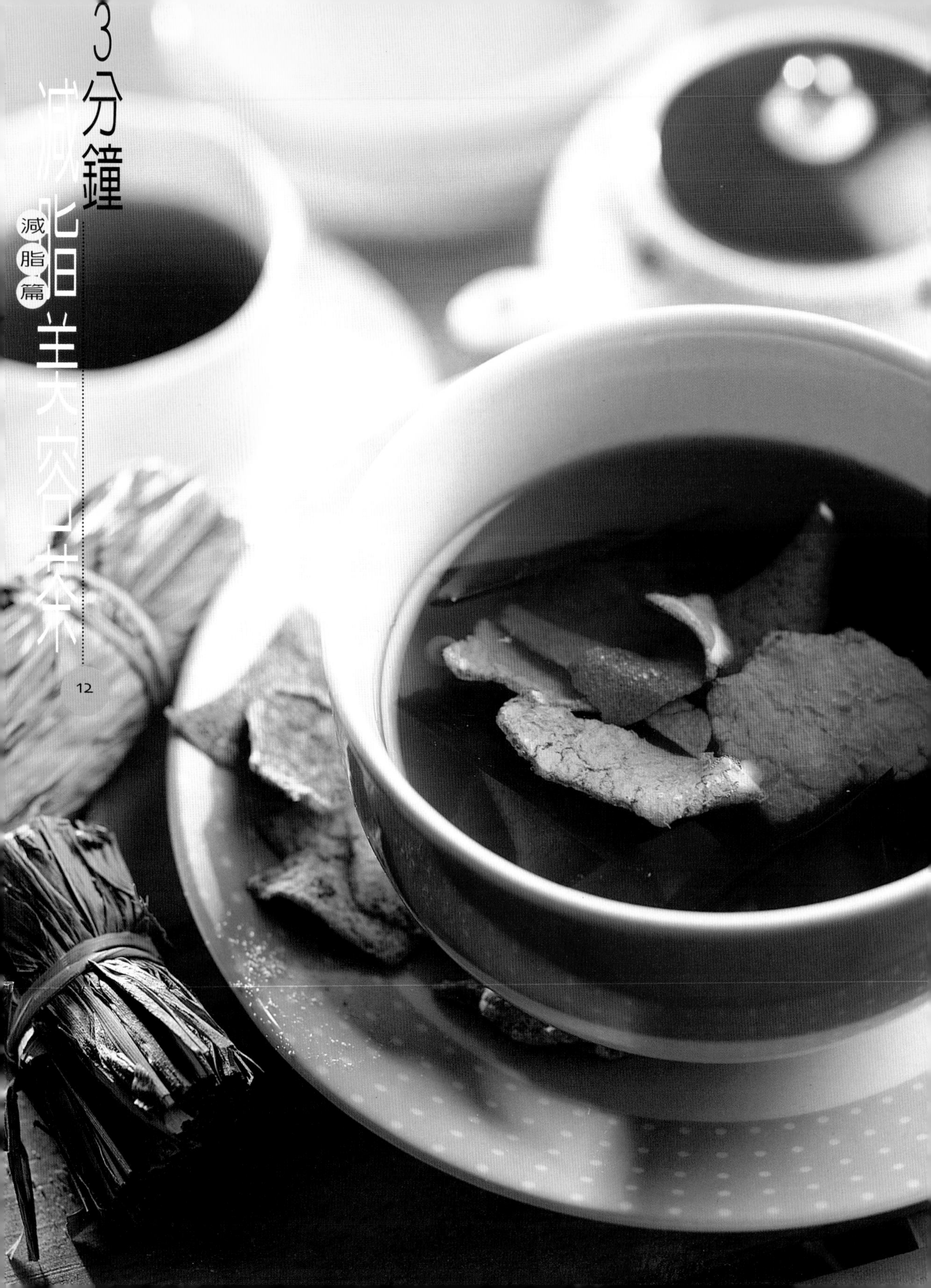

陳皮梅茶

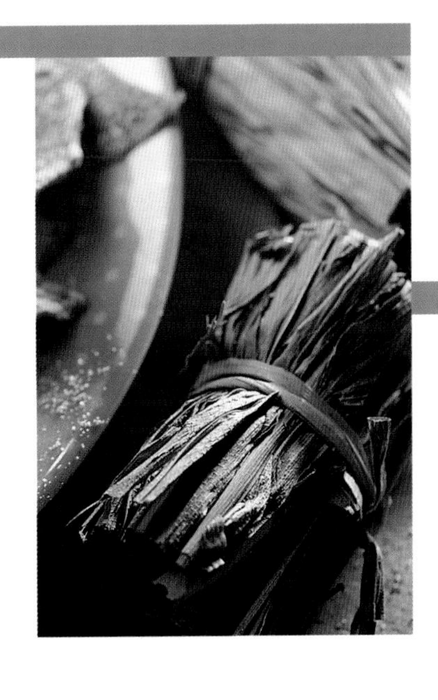

功效：

能減去身體多餘的水份，再現苗條。

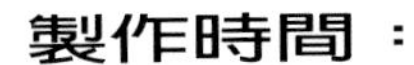

製作時間：

3分鐘

飲用方法：

當作每天飲用的茶喝，至少每天餐後飲用。

材料：

陳皮10g.、淡竹葉20片、、烏梅3顆、冰糖1g.

做法：

1.鍋中放1,000c.c.水、竹葉、烏梅煮沸，再放入陳皮、冰糖煮3分鐘。

2.加入冰糖攪勻即可。

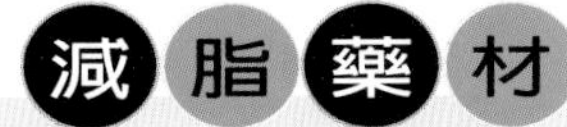
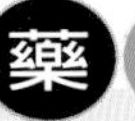
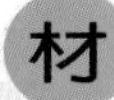

陳皮：

味苦辛，性溫，能幫助消化、導滯消痰、宣通五臟、開胃、理氣燥濕。

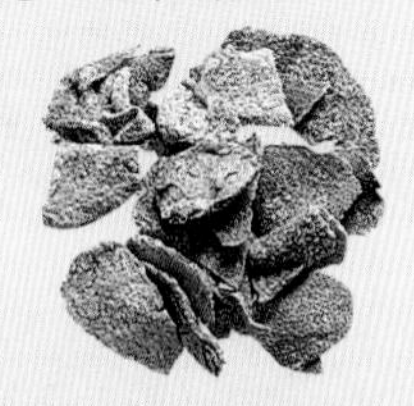

淡竹葉：

味辛微甘，可消痰、止渴、潤燥。

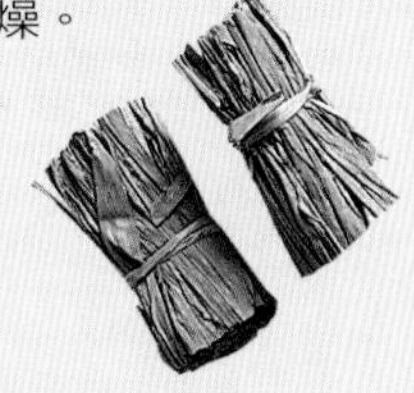

烏梅：

味酸澀，性溫，能生津止渴、醒酒、殺菌、消腫。

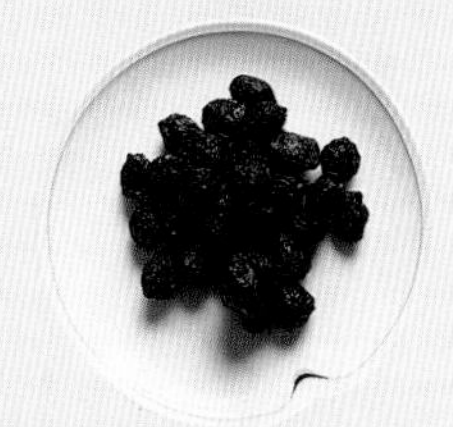

冰糖：

味甘，具清熱、生津潤燥、除心煩的效能。

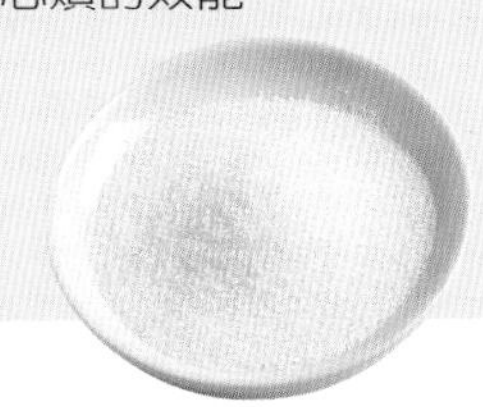

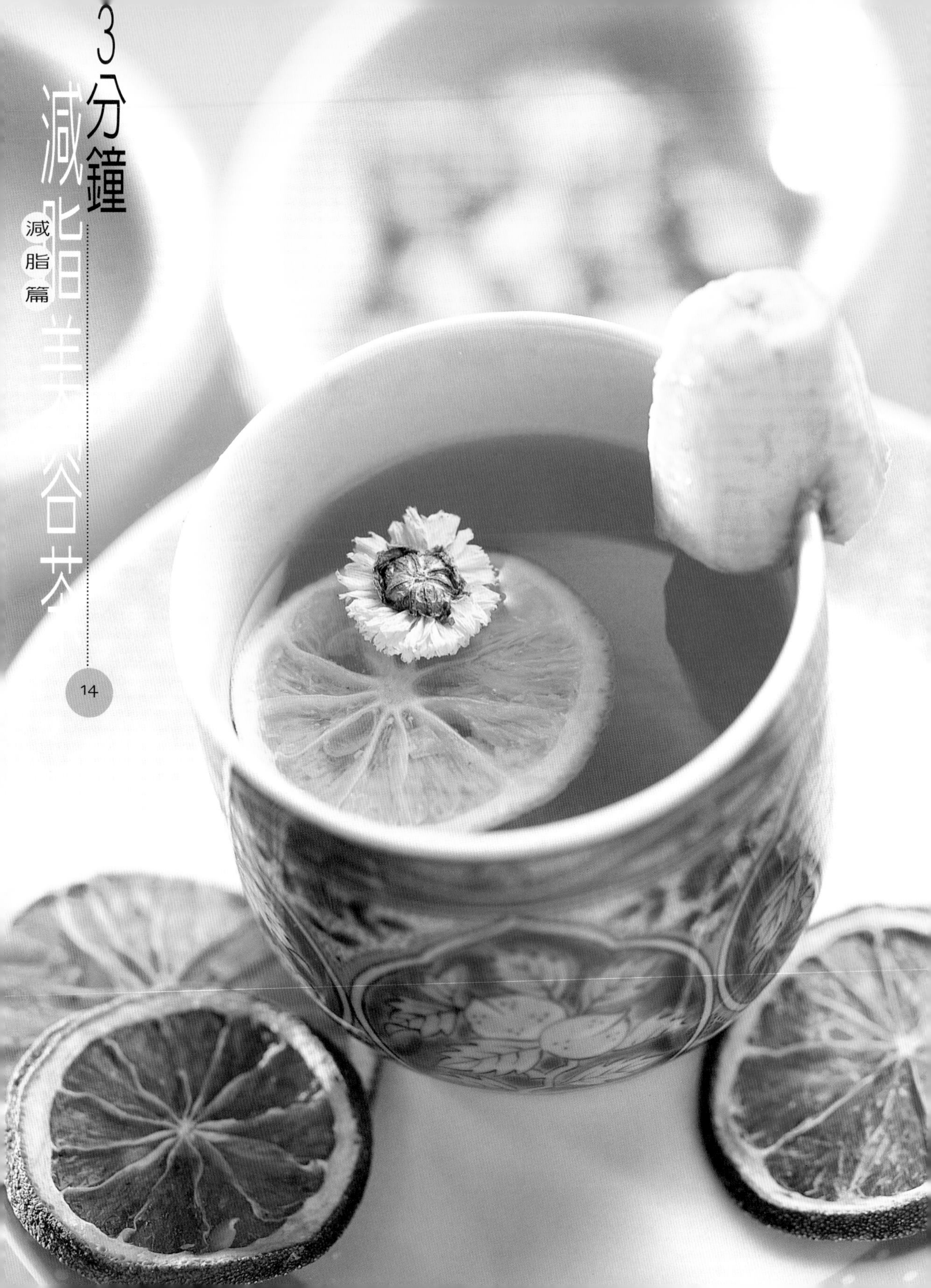

忘情水

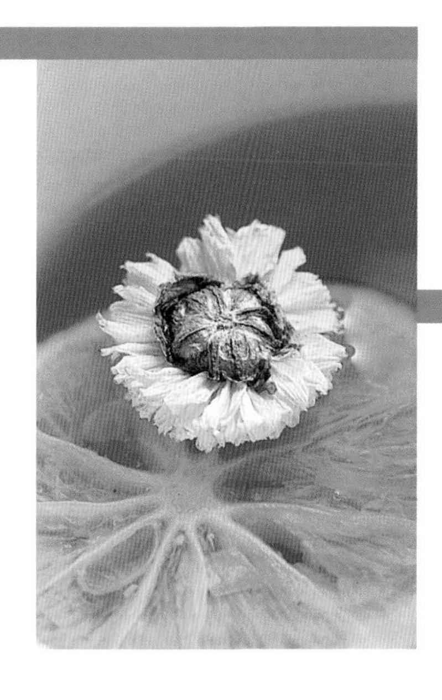

功效：
檸檬酸和香蕉的澀結合起來，可控制飢餓感，菊花則可提神。

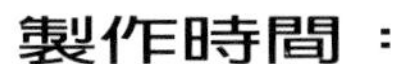

製作時間：
3分鐘

飲用方法：
每天餐前或餐後飲用。

材料：
新鮮香蕉1小片、檸檬1/6片、菊花9朵

做法：
1.先將杯子溫熱過，再將檸檬、菊花放入250c.c.熱水中稍浸泡3分鐘。
2.將檸檬菊花茶去渣，倒入溫過的杯中，香蕉切片置入杯中稍浸泡即可。

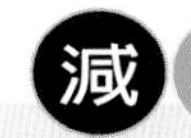
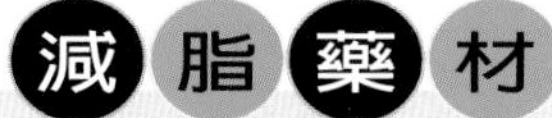

減脂藥材

香蕉：
味甘，富含豐富的維生素，能清熱通便、解酒。

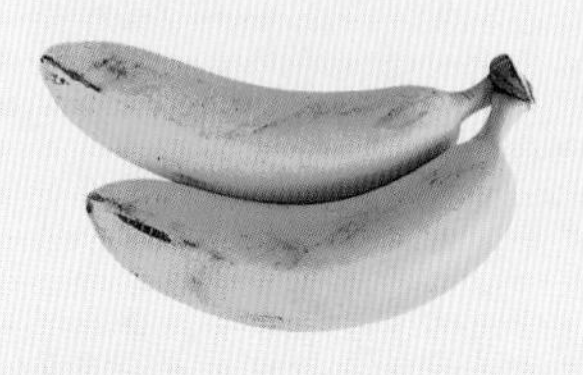

檸檬：
味甘酸，性微寒，具生津止渴、幫助消化的功能。

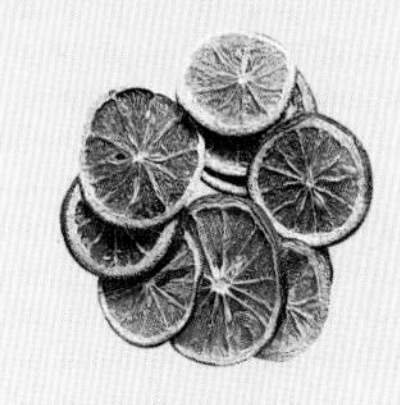

菊花：
味甘苦，性微寒，可養目去翳、治頭目眩暈。

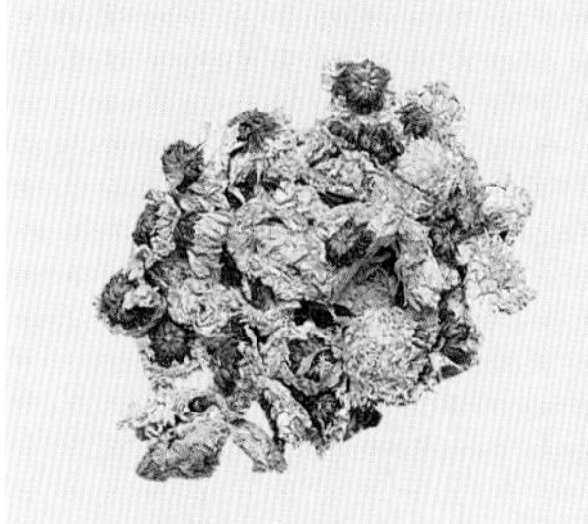

花花世界

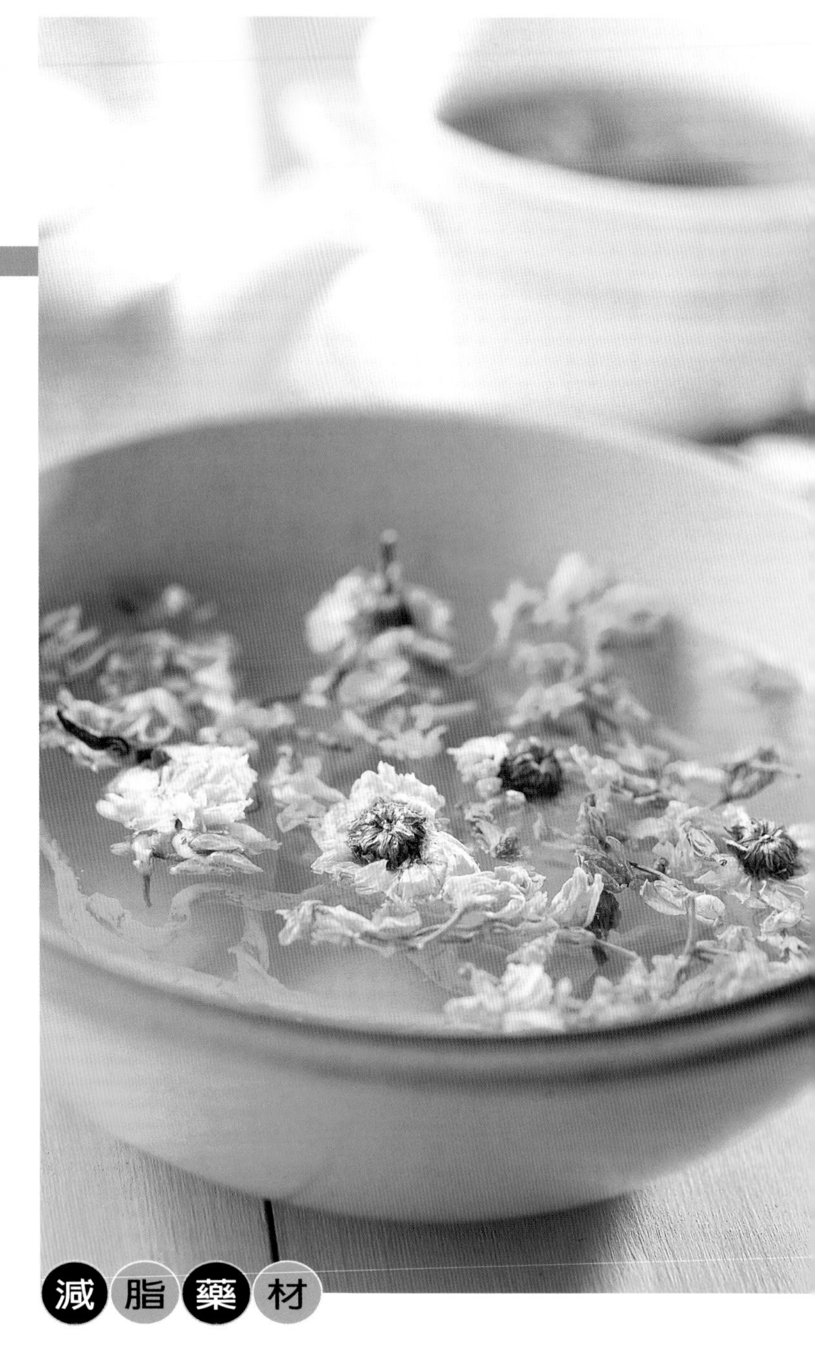

功效：
可使人失去飢餓感。

製作時間：
3分鐘

飲用方法：
當作每天飲用的茶喝。

材料：
茉莉花茶包1包、
無花果5g.、菊花5朵

做法：
1.鍋中倒入250c.c.水煮沸，再放入無花果煮1分鐘。
2.將花茶包置碗中，以無花果茶汁沖泡，再加入菊花稍浸泡即可。

＊ 茉莉花茶包又稱香片。

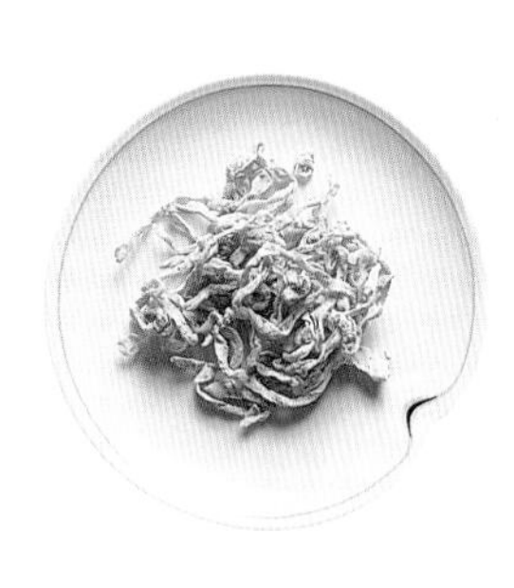

減脂藥材

茉莉花：
氣香，味淡，其芳香利竅，並能清熱、心情舒暢。
無花果：
味甘，可潤腸利便、滋陰養血、防癌。
菊花：
味甘苦，性微寒，具養目去翳、治頭目眩暈的功效。

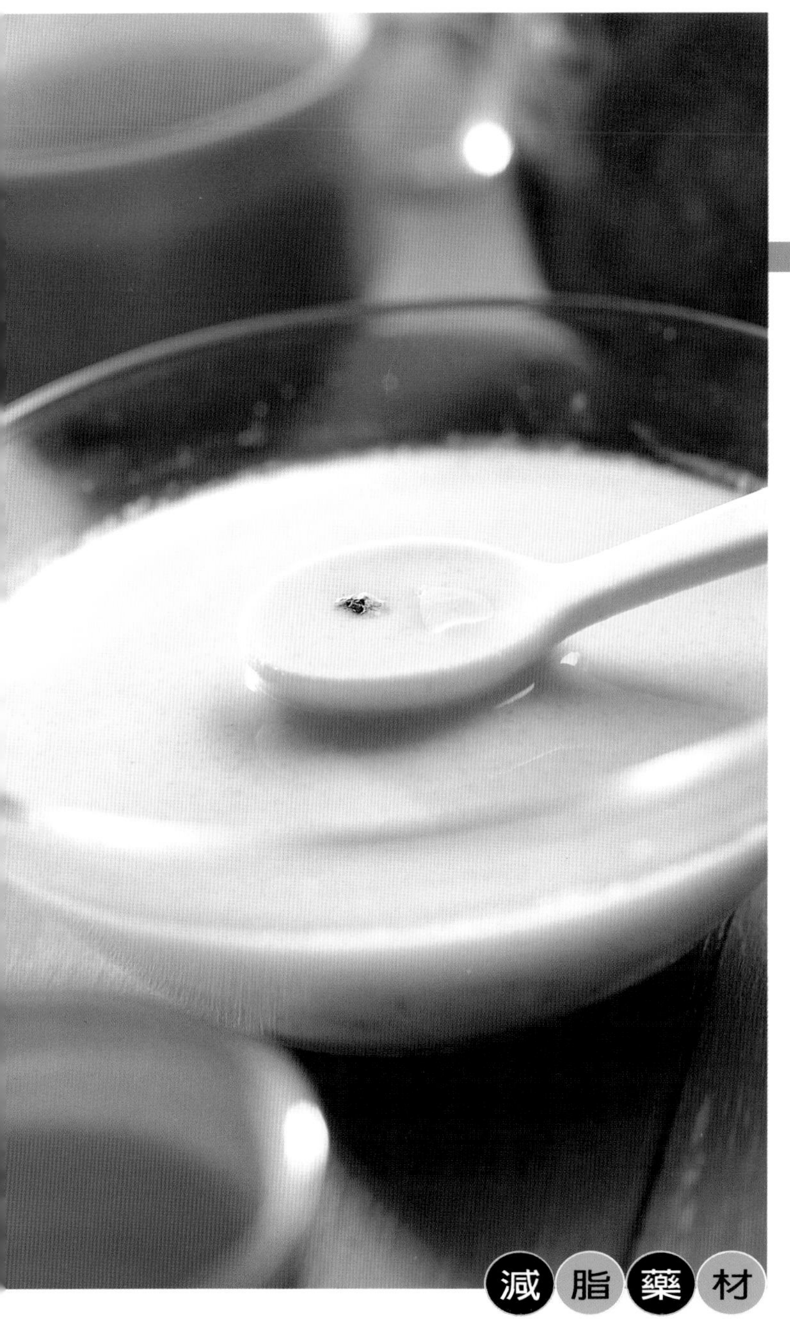

輕身細語無干擾

二人世界

功效：

能減下半身肥肉。

製作時間：

1分鐘

飲用方法：

每天餐後飲用。

材料：

杏仁粉20g.、薏苡仁粉30g.

做法：

1.碗中放入杏仁粉、薏苡仁粉。

2.以200c.c.熱水沖入調勻後即可飲用。

減脂藥材

杏仁：

味苦甘辛，性溫，能止咳平喘、潤腸通便。

薏苡仁：

味甘，性微寒，具利尿、去濕、清熱、排膿的效果，懷孕者忌食。

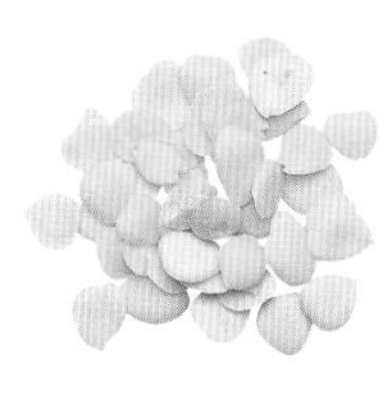

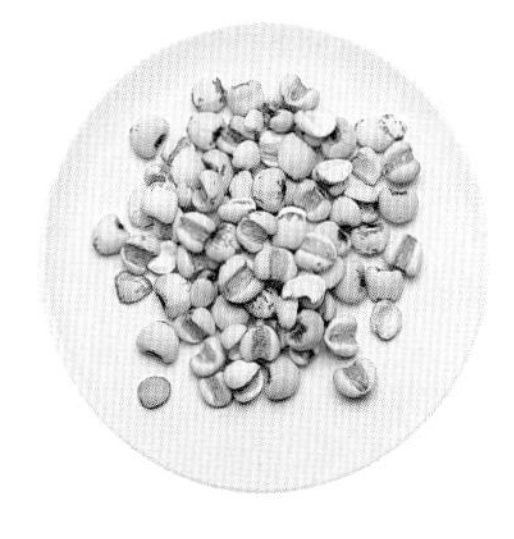

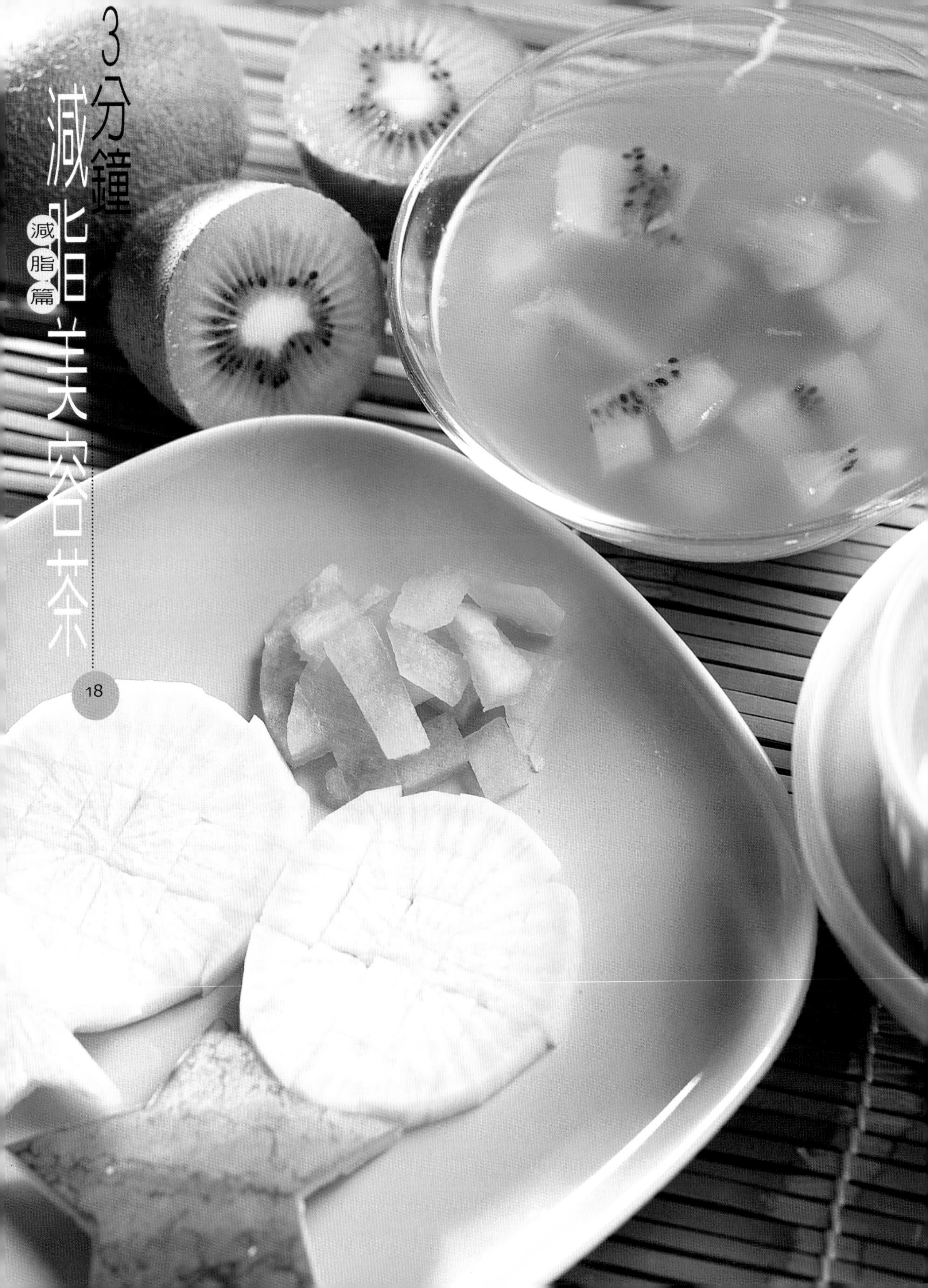

白馬王子也現實

白玉雙星

功效：

可清除過多的油脂，阿娜迷人。

製作時間：

2分鐘

飲用方法：

當作每天晚餐吃，或餐後當水果吃。

材料：

白蘿蔔1/6條
新鮮西瓜1/6個

做法：

1.先將白蘿蔔去皮，西瓜取靠近皮的白肉部份（西瓜白），再以熱水氽燙白蘿蔔、西瓜白。
2.將燙過的白蘿蔔、西瓜白切丁後，裝入盤中即可食用。

減脂藥材

白蘿蔔：
味甘辛，能健胃、消食、利尿、解酒。

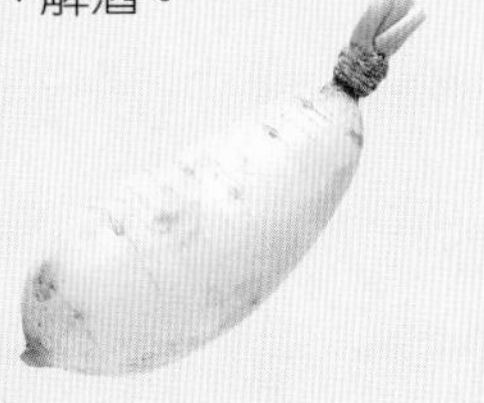

西瓜：
味甘甜，可除煩止渴、清肺胃、利小便。

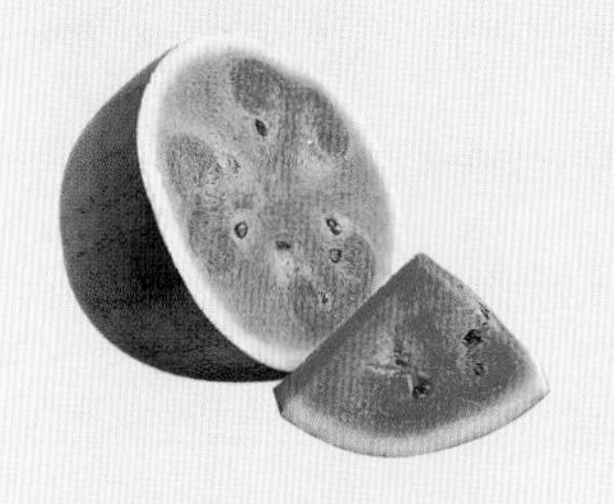

綠茶：
苦澀，能瀉熱、生津止渴、去濕。

奇異果：
酸甘，含有豐富的維生素C及鉀，可益肝補脾、清腸消脂、除油膩感。

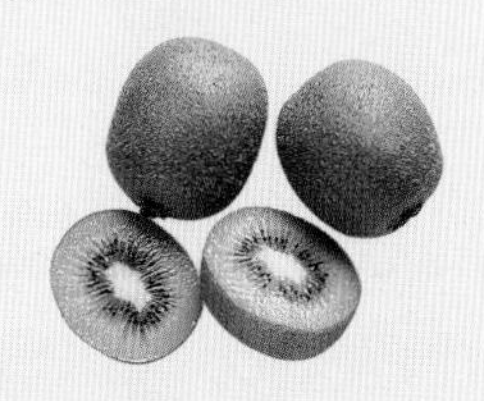

芭樂乾：
甘澀，具生津止渴的效能。

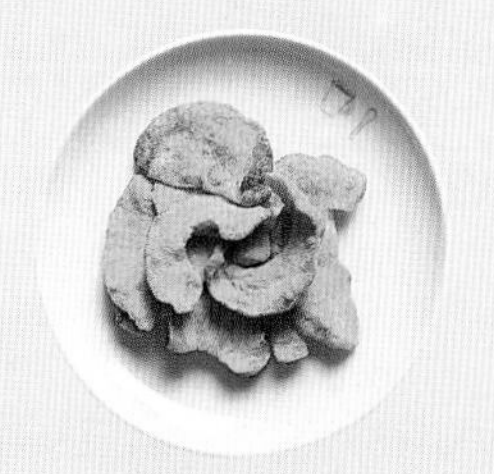

體內環保要做好

綠色奇蹟

功效：

可做體內環保，清除贅肉。

製作時間：

3分鐘

飲用方法：

每天餐後飲用。

材料：

綠茶包1包
新鮮奇異果半個
芭樂乾1片

做法：

1.將奇異果去皮切丁，與綠茶包一起置入杯中。
2.鍋中放250c.c.水、芭樂乾煮沸，沖入杯中即可。

吃得苦中苦、方爲人上人

用心良苦

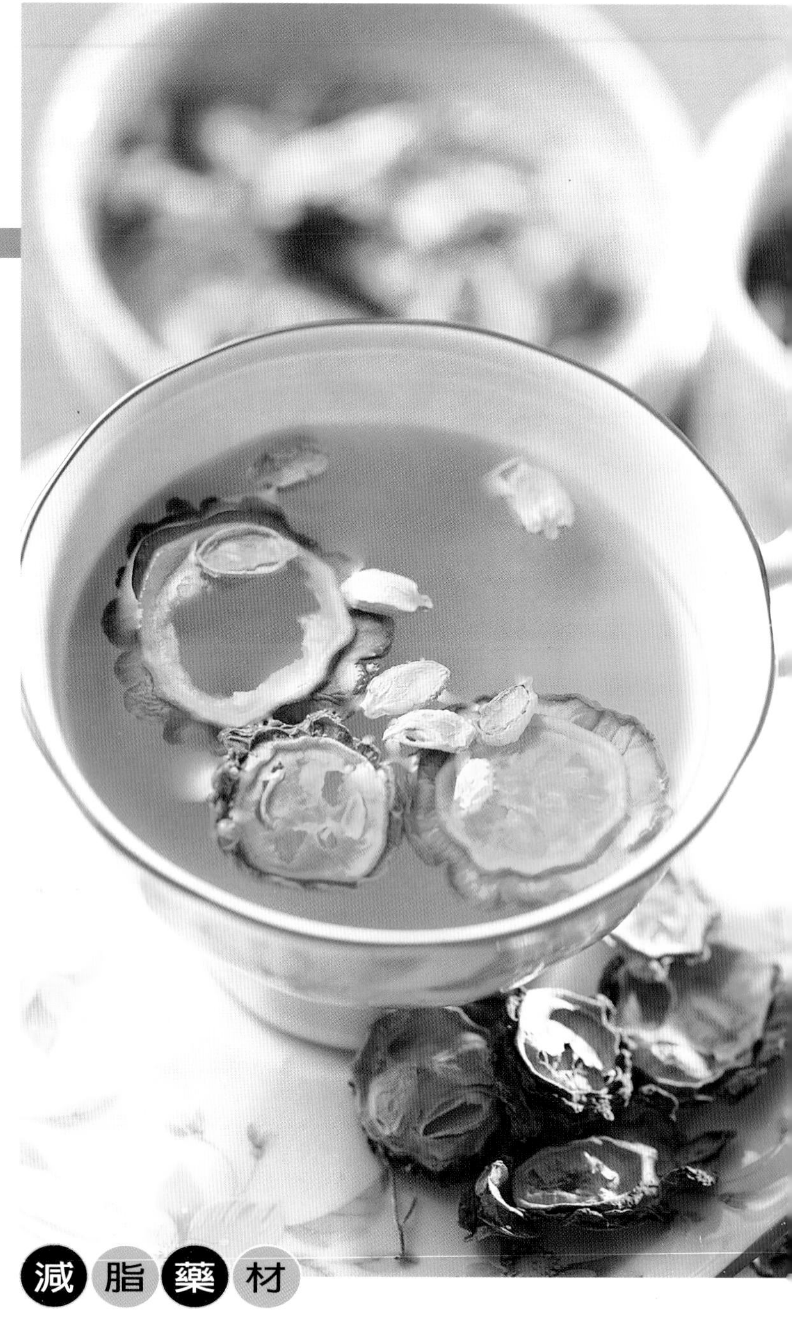

功效：

消除身體多餘水份，讓苗條加分。

製作時間：

5分鐘

飲用方法：

每天餐後飲用。

材料：

苦瓜10片、苦瓜籽10粒、綠茶包1包

做法：

1.鍋中倒入300c.c.水煮沸，再放入苦瓜煮3分鐘。

2.將綠茶包及苦瓜籽放杯中，以苦瓜茶水沖泡，再拿掉茶包即可飲用。

減脂藥材

苦瓜：

味苦，具去暑解熱、利水的效果。

苦瓜籽：

味苦，性微寒，能滑腸、利大便。

綠茶：

苦澀，可瀉熱、生津止渴、去濕。

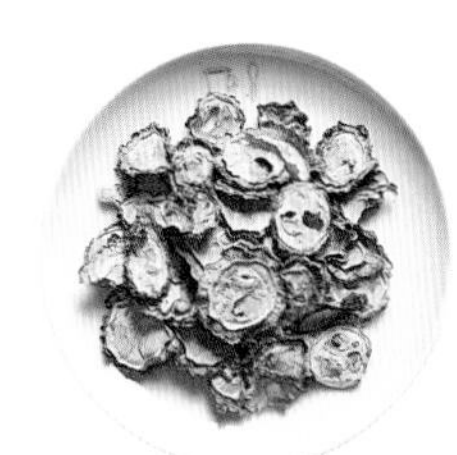

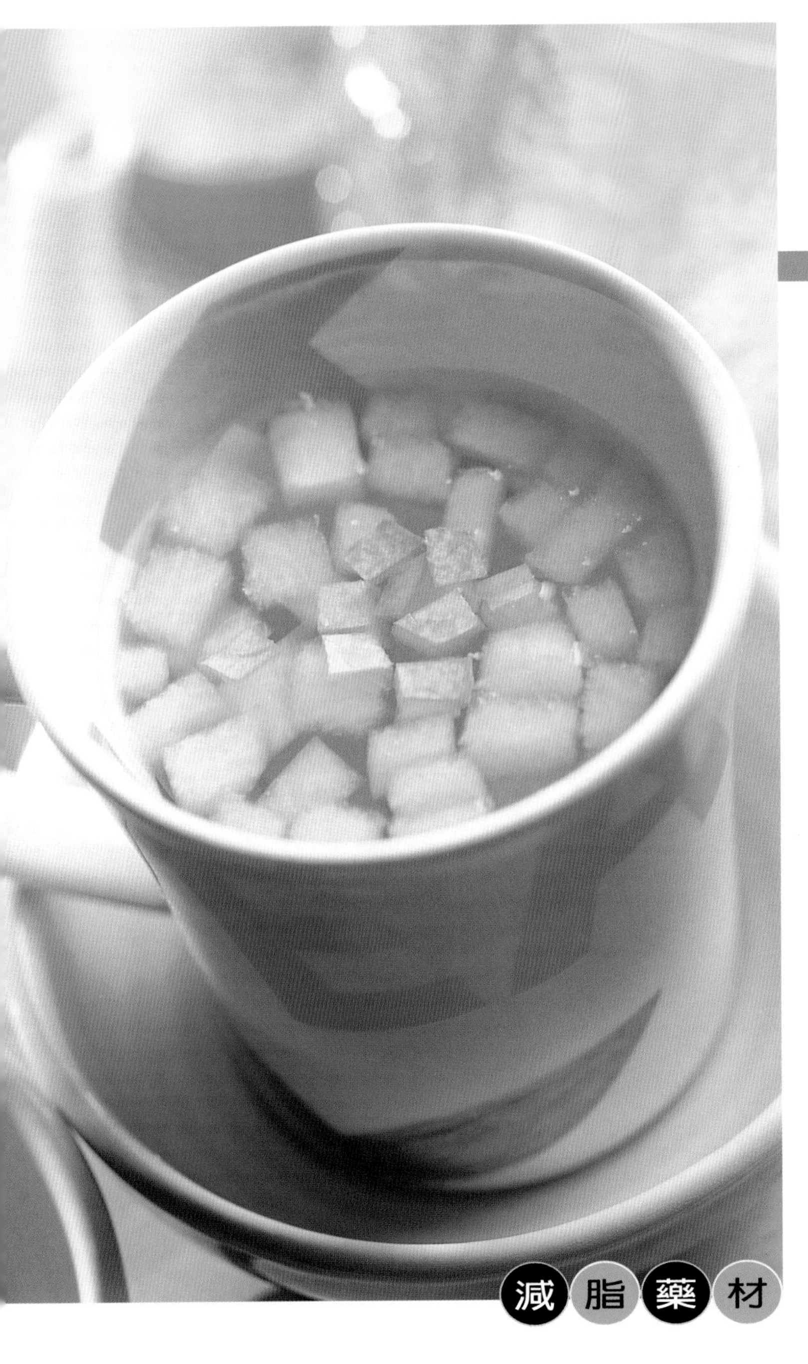

減脂藥材

苗條身材情緣來

冬戀

功效：

冬瓜利水利尿，可減下半身肥胖。

製作時間：

3分鐘

飲用方法：

每天餐後飲用。

材料：

新鮮冬瓜50g.、細鹽少許

做法：

1. 冬瓜去皮去籽後切丁備用，鍋中倒入300c.c.熱水，將冬瓜丁放入鍋中煮3分鐘。
2. 杯中放鹽，再將冬瓜湯沖入杯中，攪勻即可。

冬瓜：

具利尿、清熱、解毒、減肥的效能，腎臟病水腫、妊娠浮腫及腹水、腳氣亦適用。

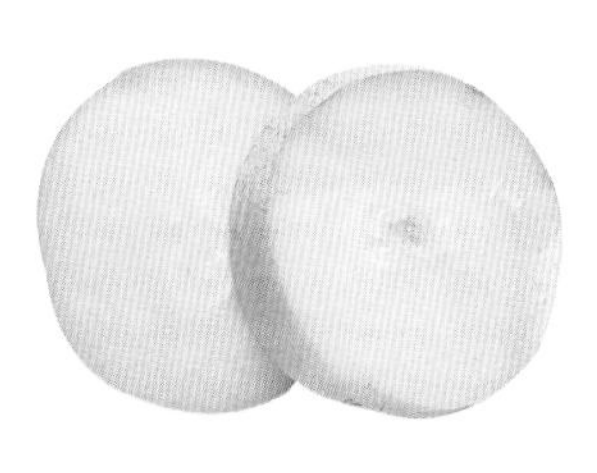

舞姿優美、身材棒

銀河璇宮

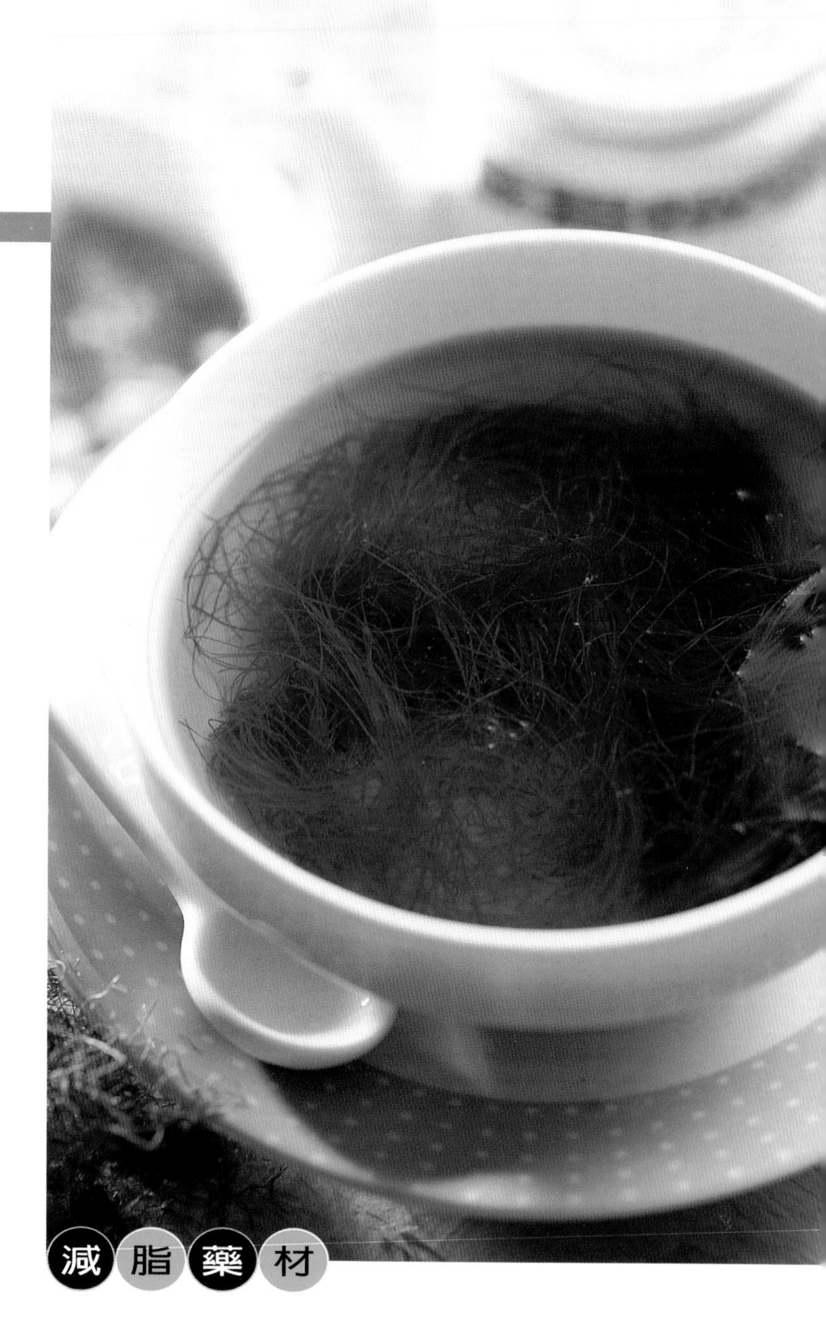

功效：

適用肚腹肉多者。

製作時間：

10分鐘

飲用方法：

每天餐後飲用。

材料：

玉米鬚20g.、紅糖20g.

做法：

1.鍋中倒入250c.c.水。
2.杯中放紅糖，放入玉米鬚煮10分鐘，沖入茶汁即可。

減脂藥材

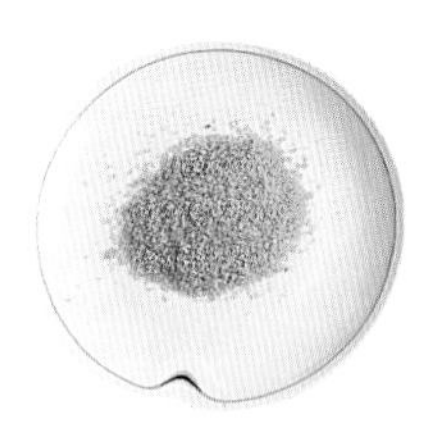

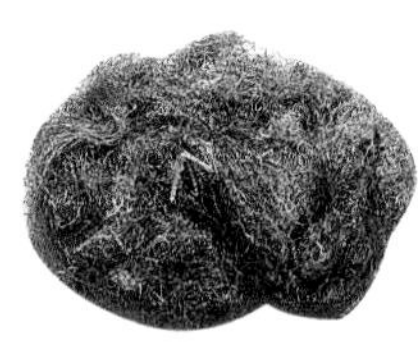

玉米鬚：

味甘，性微寒，能利水、利尿、消腫。

紅糖：

味甘淡，可退熱除煩、補中益氣。

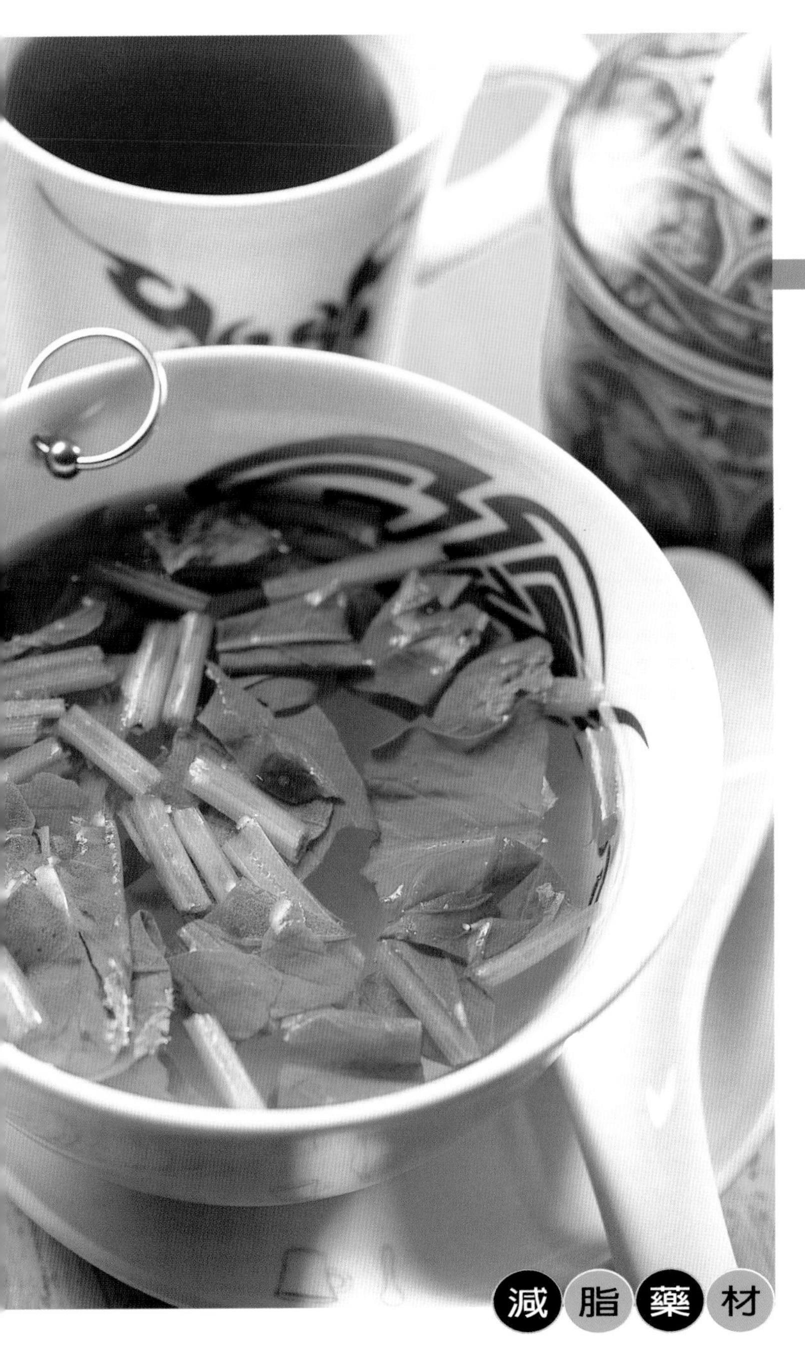

風兒一吹怕會倒

青青河畔草

功效：

通腸利便、消油脂。

製作時間：

2分鐘

飲用方法：

每天早晚空腹各吃一次。

材料：

菠菜150g.、麻油15g.

做法：

1.將菠菜洗淨切段，以500c.c.熱水煮2分鐘，翻動一下。

2.煮過的菠菜倒入湯碗，淋上麻油即可食用。

波菜：

味甘，性涼，可通腸胃、潤腸燥、降血壓、解酒毒、補血。

麻油：

味甘，性平，具補腎、潤腸、去濕的效能。

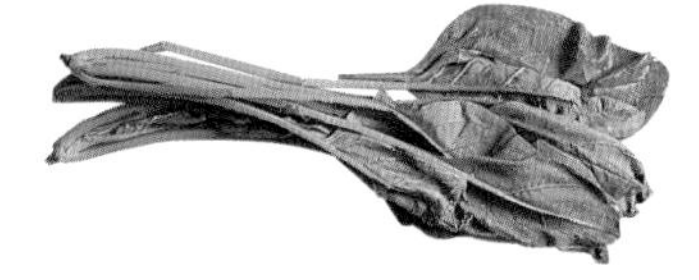

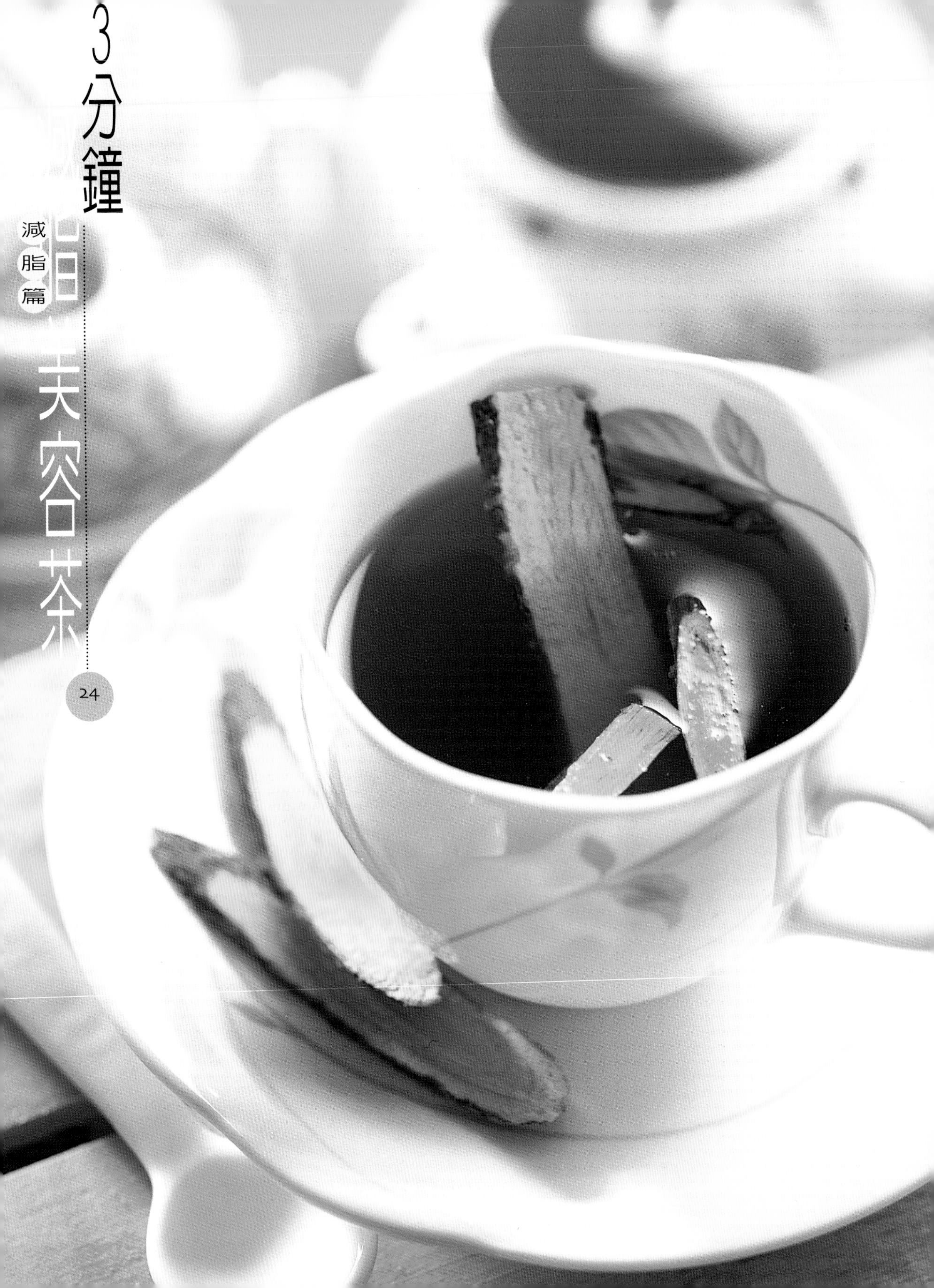

3分鐘減脂美容茶

減脂篇

飛燕茶

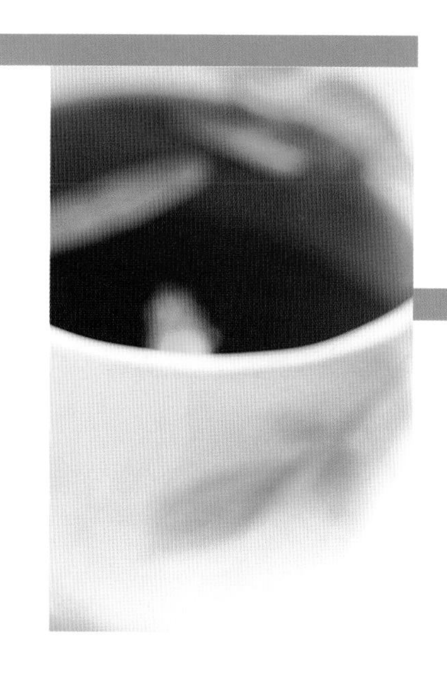

功效：

讓你身輕如燕，美豔動人。

製作時間：

5分鐘

飲用方法：

當作每天飲用的茶喝。

材料：

決明子20g.、陳皮10g.、山楂10g.、甘草3g.

做法：

1.鍋中放500c.c.水、決明子、陳皮和山楂煮5分鐘至沸。
2.杯中放甘草，再將藥茶沖入稍浸泡即可。

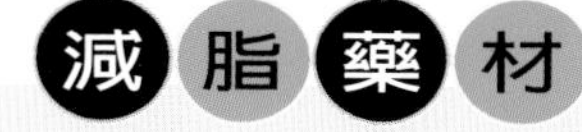
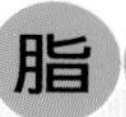
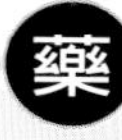
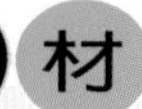

減脂藥材

決明子：

味甘苦微鹹，性平，具潤腸通便的效能。

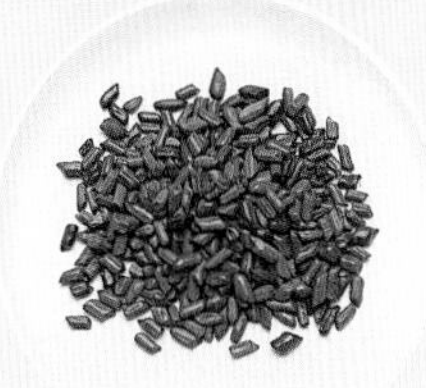

陳皮：

味苦辛，性溫，能幫助消化、導滯消痰、宣通五臟、開胃、理氣燥濕。

山楂：

味酸甘鹹，性溫，可降低膽固醇及血壓、健脾行氣、散瘀化痰、幫助消化。

甘草：

味甘，性平，生含使氣平順、補脾胃、降火；小火炒過則可氣溫、補元氣，且散皮膚寒氣，屬於協和諸藥、解百藥毒的國寶級藥材。

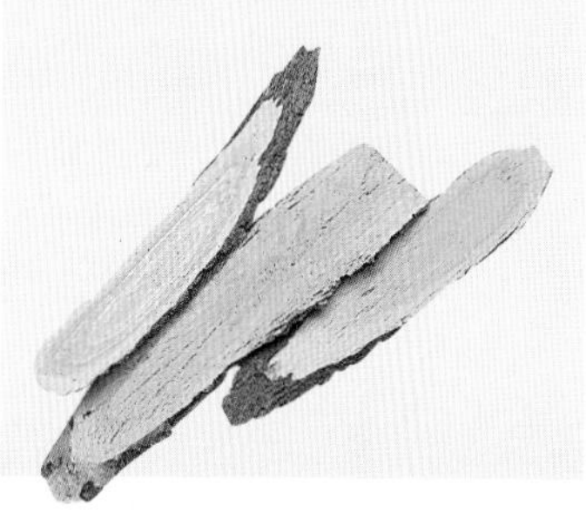

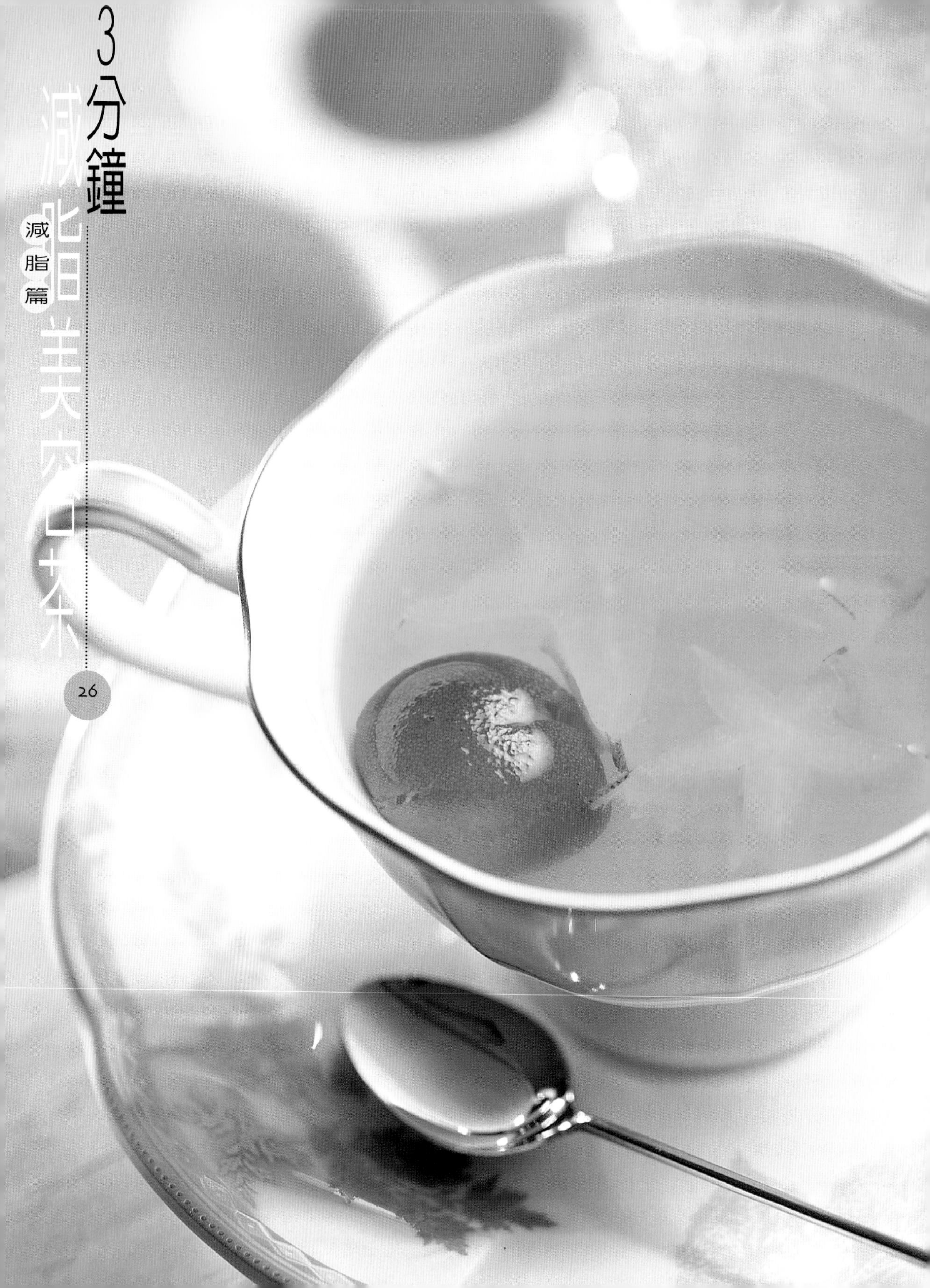

夕陽醉了

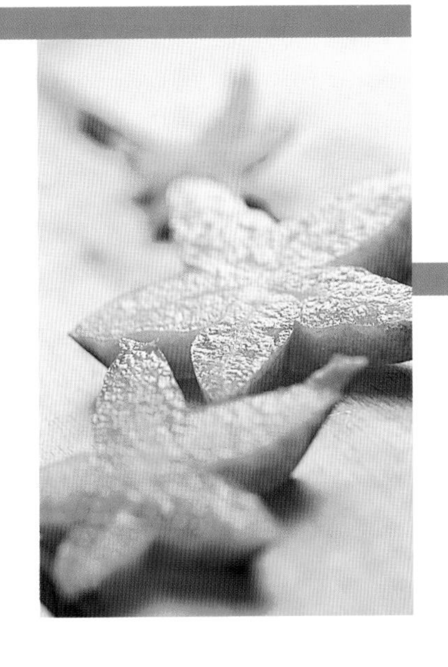

功效：

可減低食欲。

製作時間：

5分鐘

飲用方法：

每天餐後飲用，因加了金桔，故沒什酒味。

材料：

新鮮楊桃半個、新鮮金桔3粒、琴酒5c.c.、白糖3g.

做法：

1.將楊桃切丁、金桔去籽拍平。

2.鍋中倒入500c.c.水煮沸，放入白糖、楊桃、金桔煮3分鐘後關火，盛入杯中，再加酒攪勻即可。

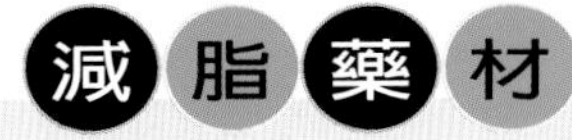
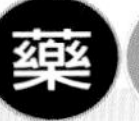

減脂藥材

楊桃：

味甘酸微澀，能清熱、生津止渴、小便。

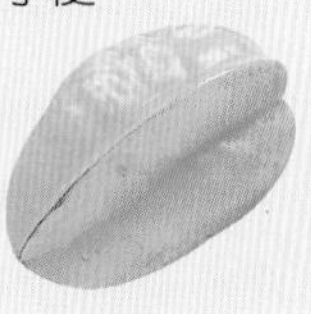

金桔：

味甘辛，性溫，具理氣、解鬱、消食、醒酒的效能。

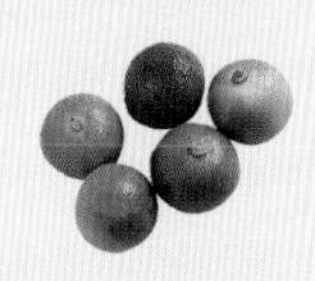

琴酒：

味香甜，可中和楊桃的苦澀味。

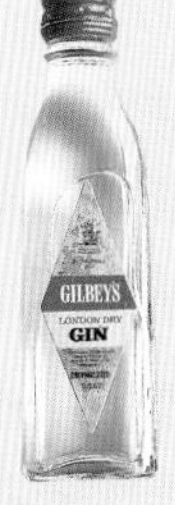

白糖：

味甘，性微寒，能清熱、生津止渴、潤燥、除心煩。

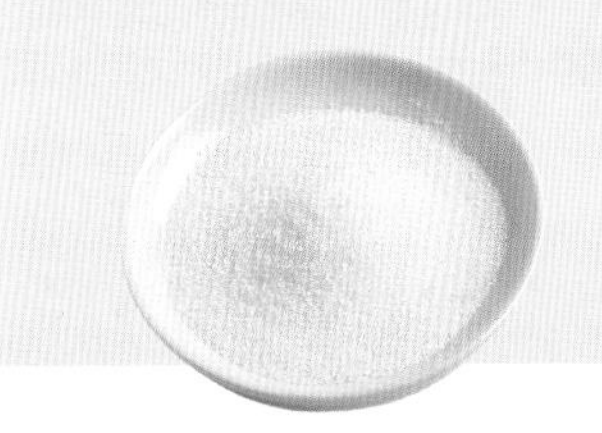

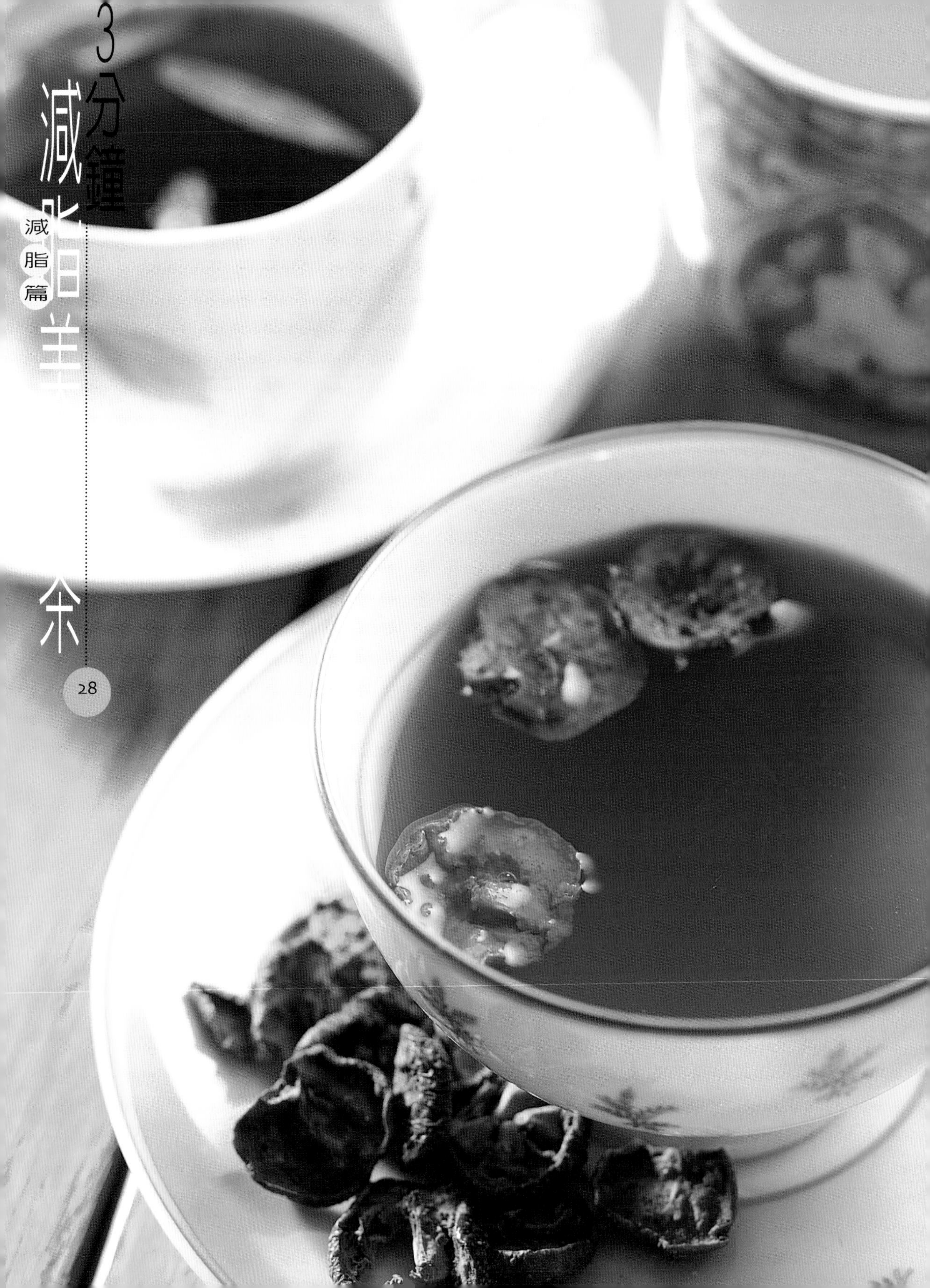
3分鐘減脂美人茶
減脂篇

梅山情歌

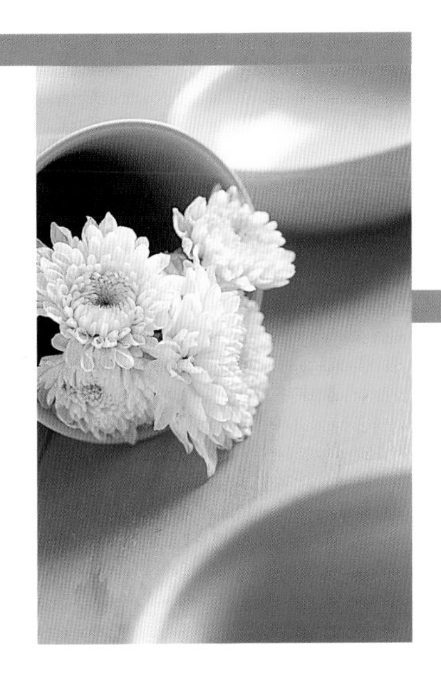

功效：

去除身體多餘脂肪、消脹，更適於消除腰腹贅肉。

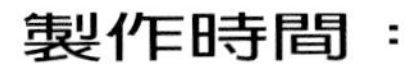

製作時間：

5分鐘

飲用方法：

每天餐後飲用。

材料：

烏梅5顆、山楂5片、甘草1片

做法：

1. 鍋中倒入500c.c.的水，再放入烏梅、甘草煮5分鐘。
2. 杯中置山楂，將煮好的烏梅甘草汁倒入杯中即可。

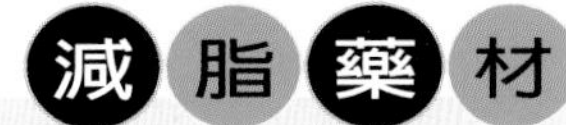
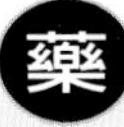
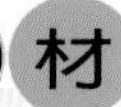

減脂藥材

烏梅：
味酸澀，性溫，能生津止渴、醒酒、殺菌、消腫、治感冒。

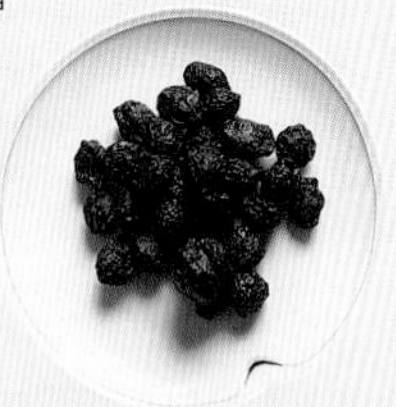

山楂：
味酸甘鹹，性溫，具降低膽固醇及血壓、健脾行氣、散瘀化痰、幫助消化的效能。

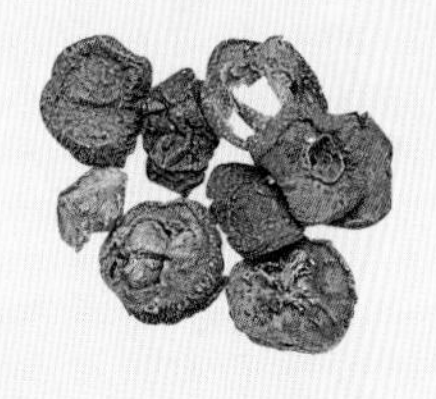

甘草：
味甘，性平，直接含在口中可使氣平順、補脾胃、降火；小火炒過則可氣溫、補元氣，且散皮膚寒氣，屬於協和諸藥、解百藥毒的國寶級藥材。

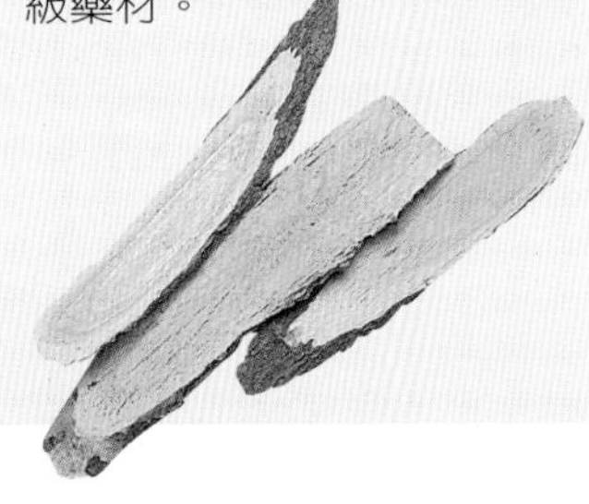

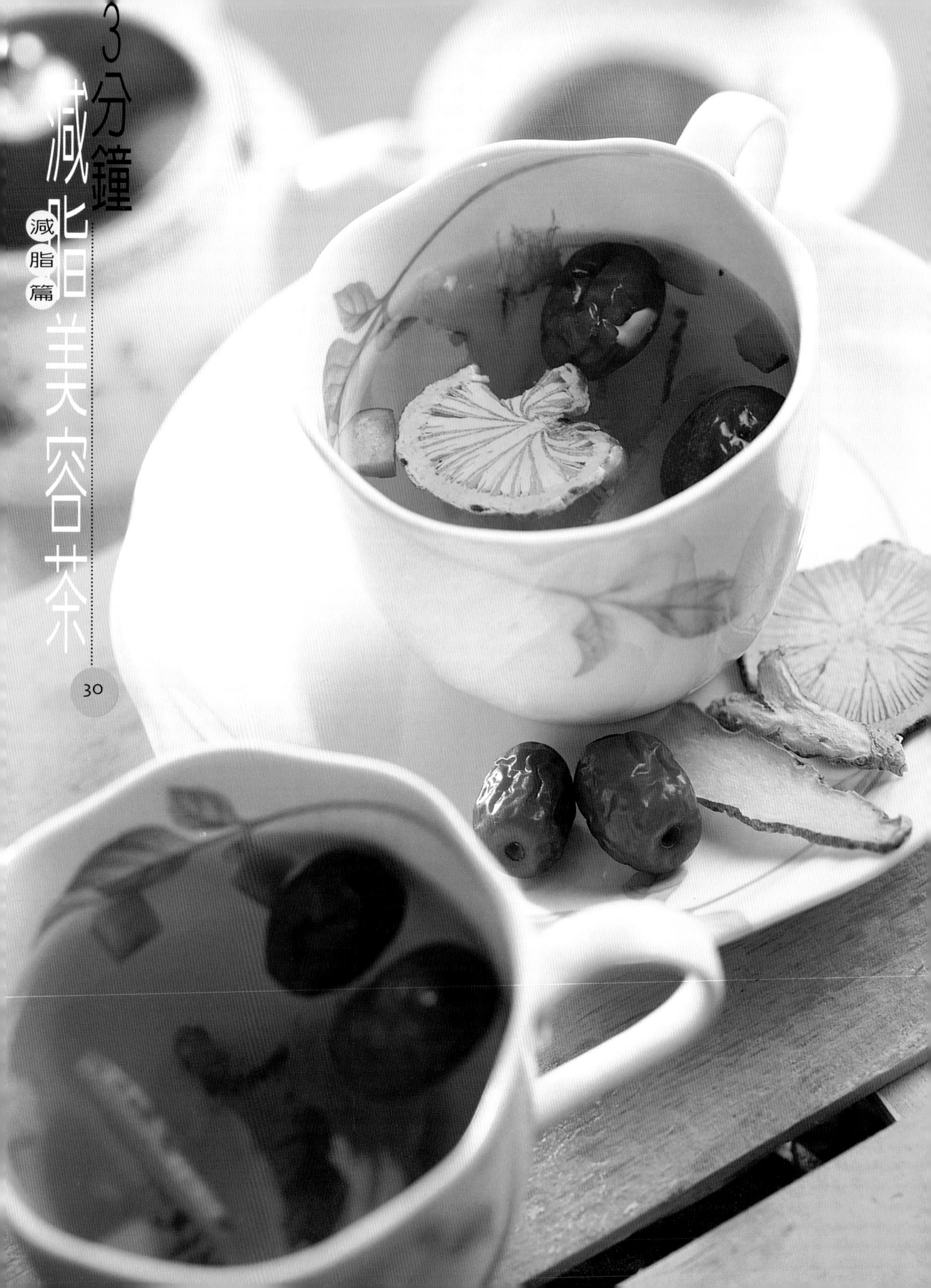

紅粉知己

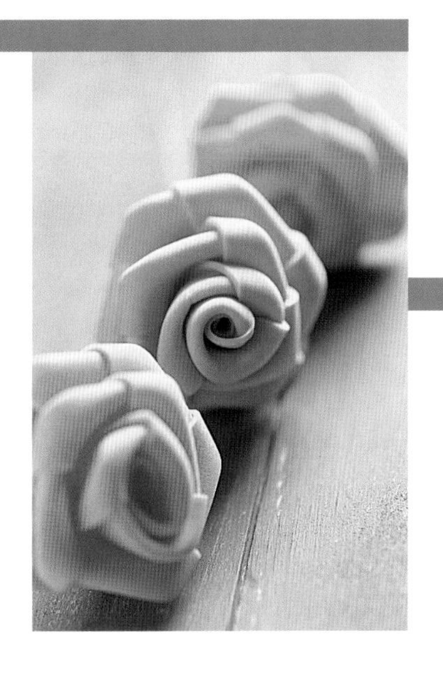

功效：

適於女人腰粗，想減肥者。

製作時間：

5分鐘

飲用方法：

每天餐後飲用。

材料：

紅棗1個、知母10g.、防己10g.

做法：

1.紅棗去籽，洗淨切片。
2.鍋中倒入500c.c.水，再放入知母、防己煮5分鐘至沸。
3.杯中放入棗片，藥茶倒入即可。

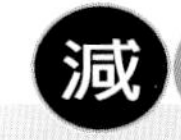
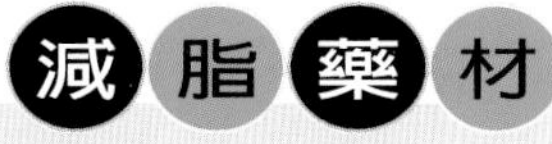

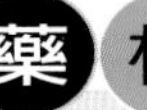

紅棗：

即大棗，味甘甜，性溫，具滋脾胃、潤心肺、生津止渴、悅顏色、通九竅、和百藥的效能。

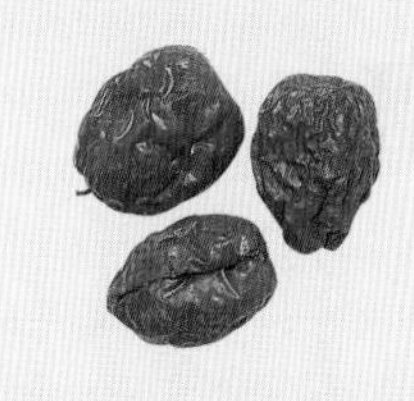

知母：

味苦辛，性微寒，能瀉火、潤燥、滑腸、利大小便、消腫。

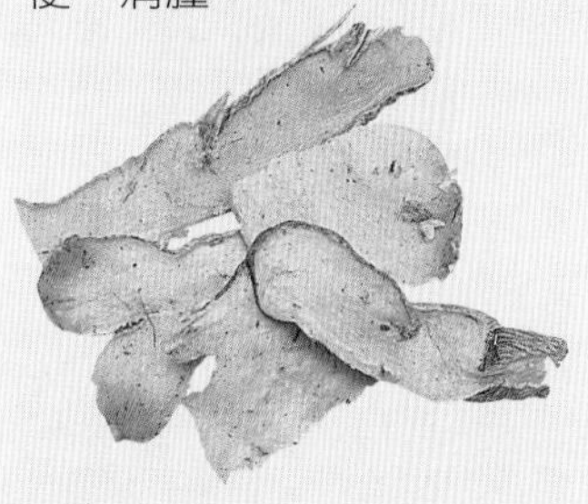

防己：

味苦，性微寒，可去水份、瀉濕氣、通大小便。

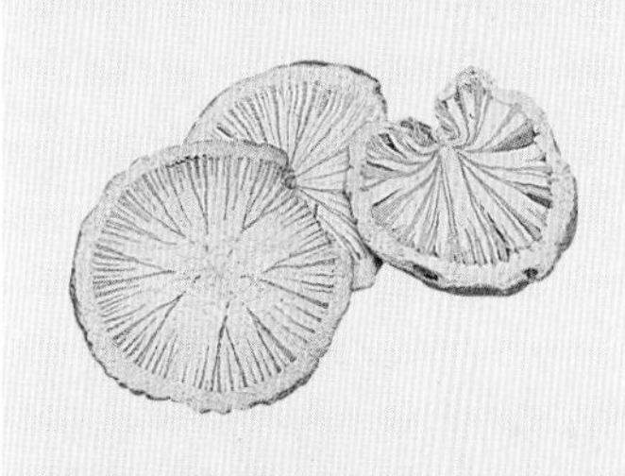

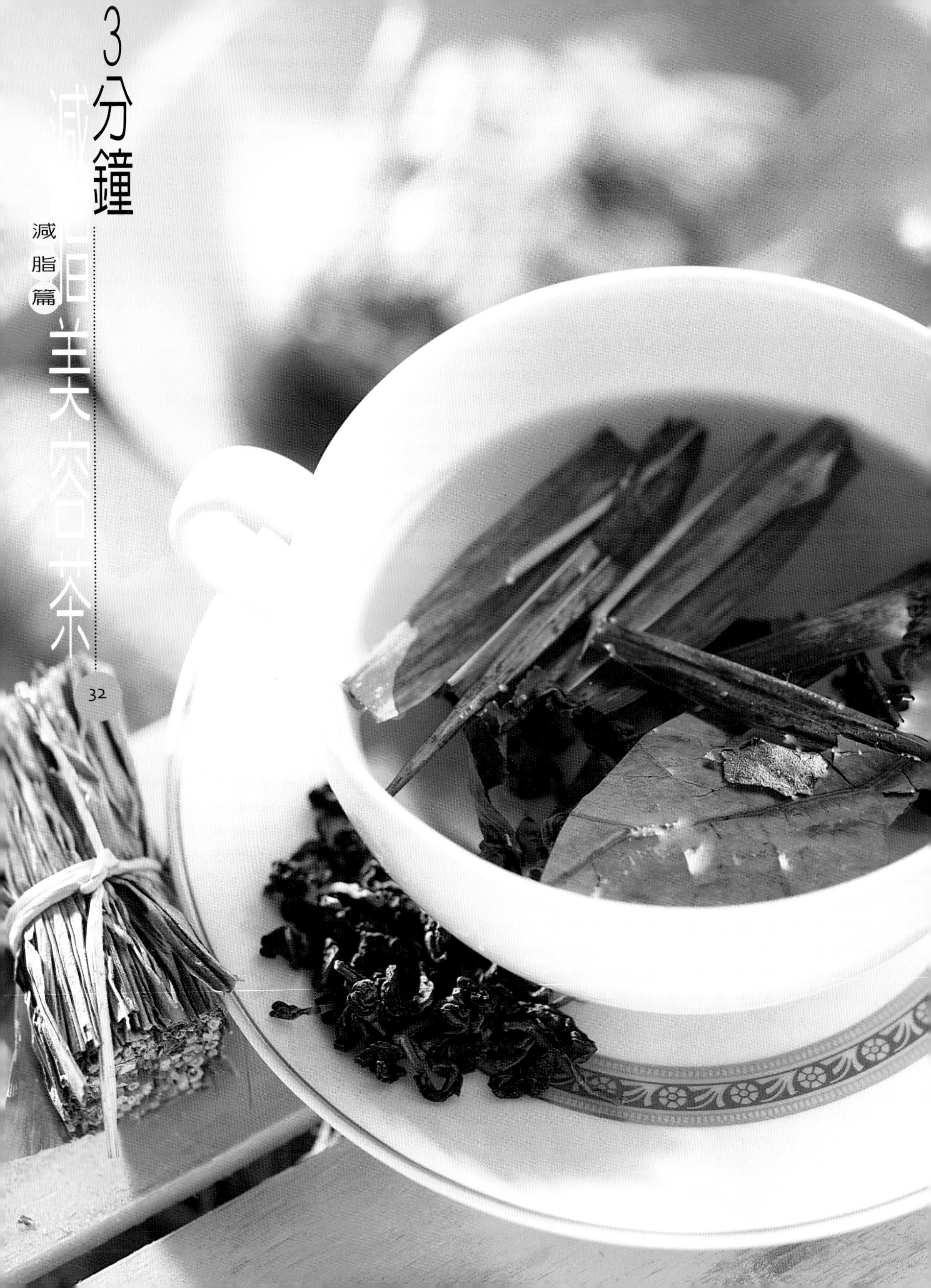

3分鐘減脂美容茶

減脂篇

葉越夜美麗

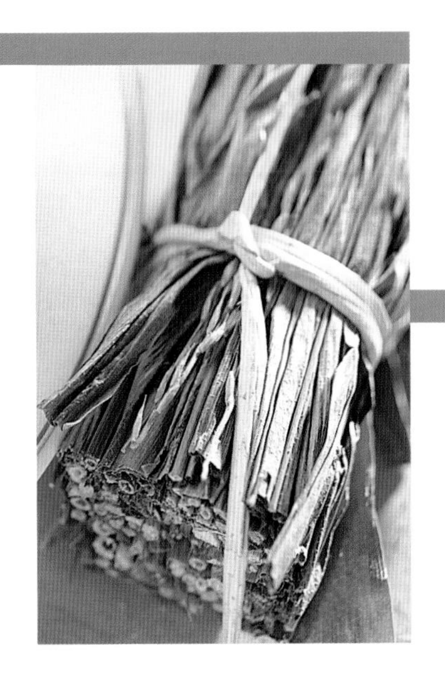

功效：

能減身體多餘的肥肉，
再現輕盈體態。

製作時間：

5分鐘

飲用方法：

當作每天飲用的茶喝。

材料：

荷葉60g.、茶葉60g.、淡竹葉20片

做法：

1. 鍋中倒入1,000c.c.水煮沸。
2. 再放入全部材料煮3分鐘即可。

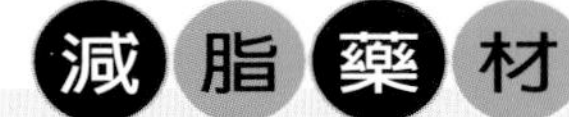
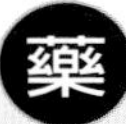
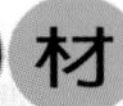

減脂藥材

荷葉：

味苦，性平，具消暑、通氣、散瘀的效能。

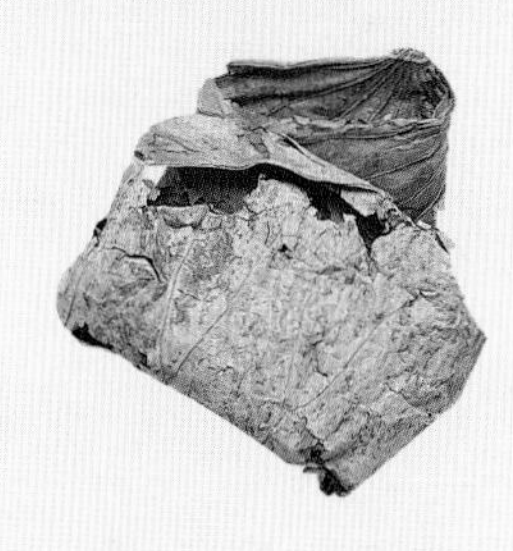

茶葉：

一般茶葉（如烏龍茶、高山茶）即可，茶葉味甘，性微寒，可下氣消食、解油膩、清頭目、利大小便，多飲可消脂。

淡竹葉：

味辛微甘，具消痰、止渴、潤燥的效能。

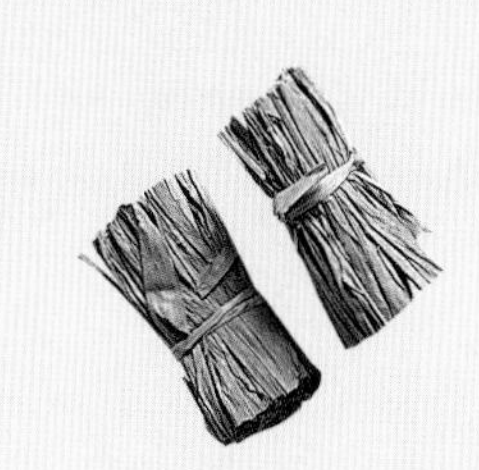

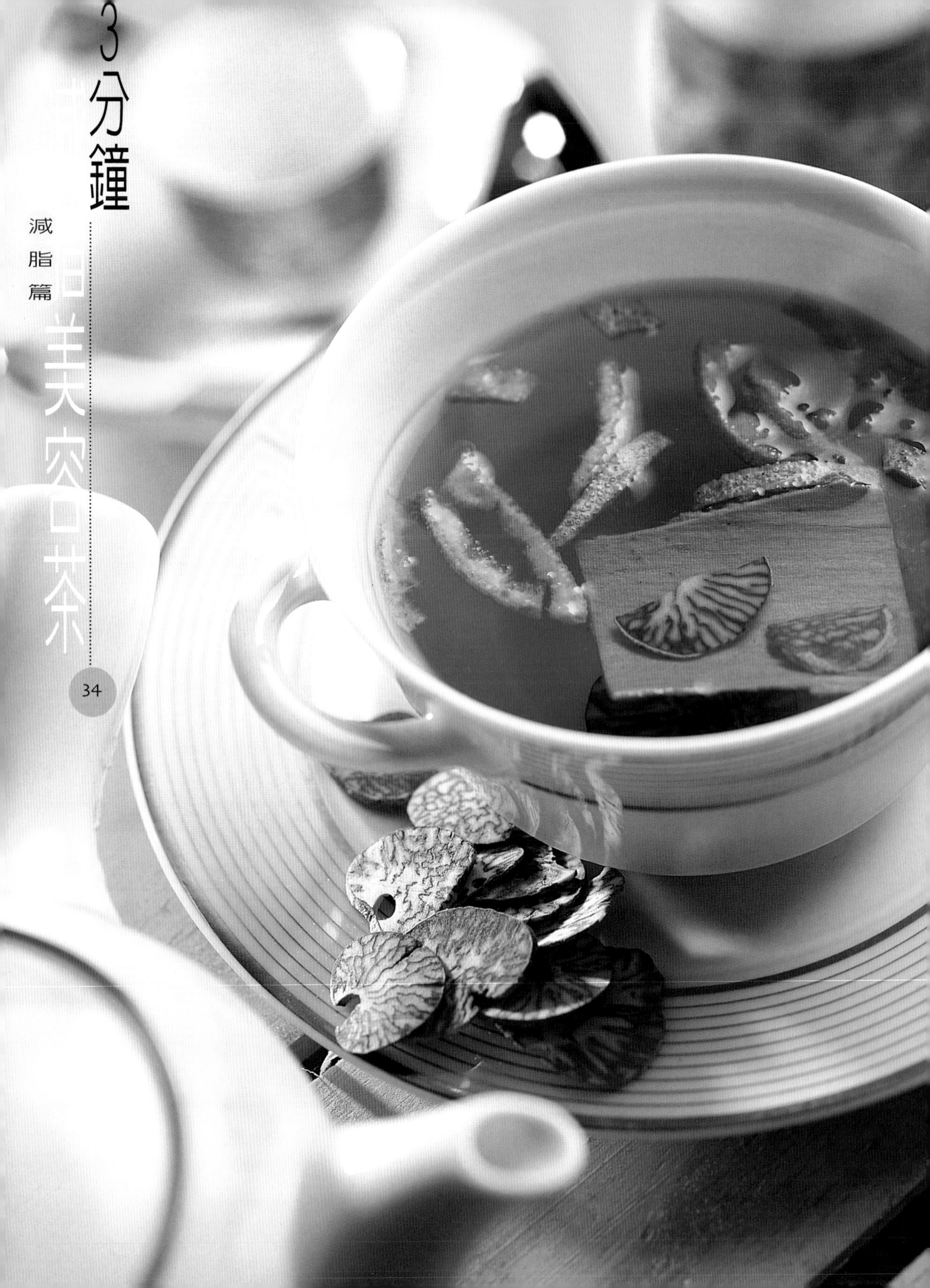

又見情榔

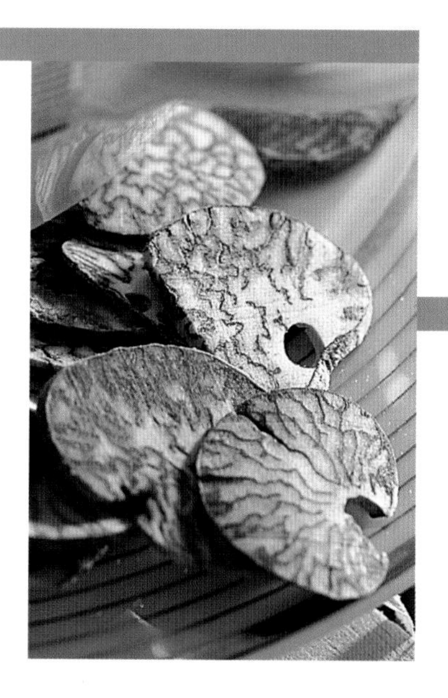

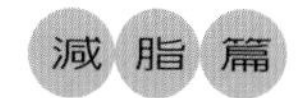

功效：

使下半身線條勻稱。

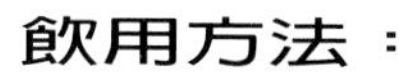

每天餐後飲用。

製作時間：

8分鐘

材料：

柚子皮5g.、檳榔10g.
黃柏5g.

做法：

1.將柚子皮切絲，鍋中倒入300c.c.水，放入檳榔、黃柏煮5分鐘至沸。

2.接著加入柚子皮煮3分鐘即可。

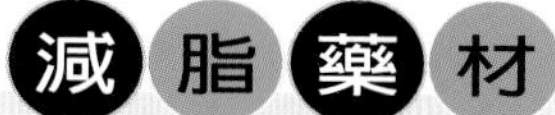
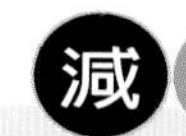
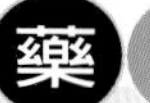

檳榔：

味辛苦，性溫，能行水除漲、消食、去痰。

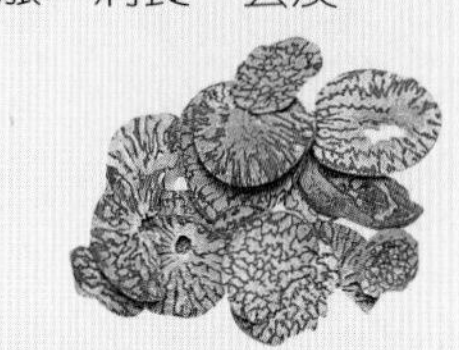

黃柏：

味辛苦，微寒，可潤燥除濕、清熱、利大便。

柚子皮：

味甘，具化痰、消食、醒酒的效能。

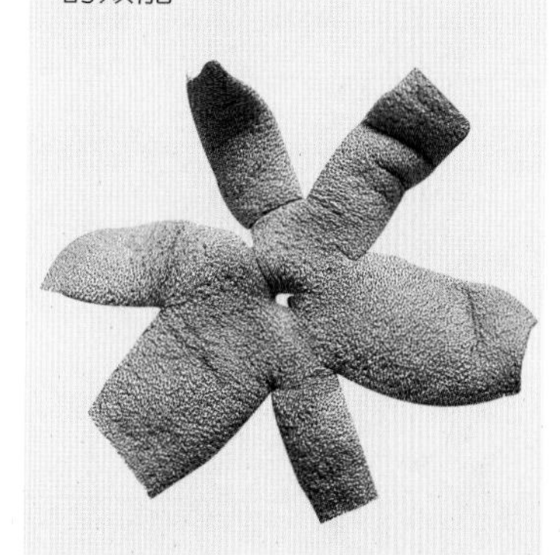

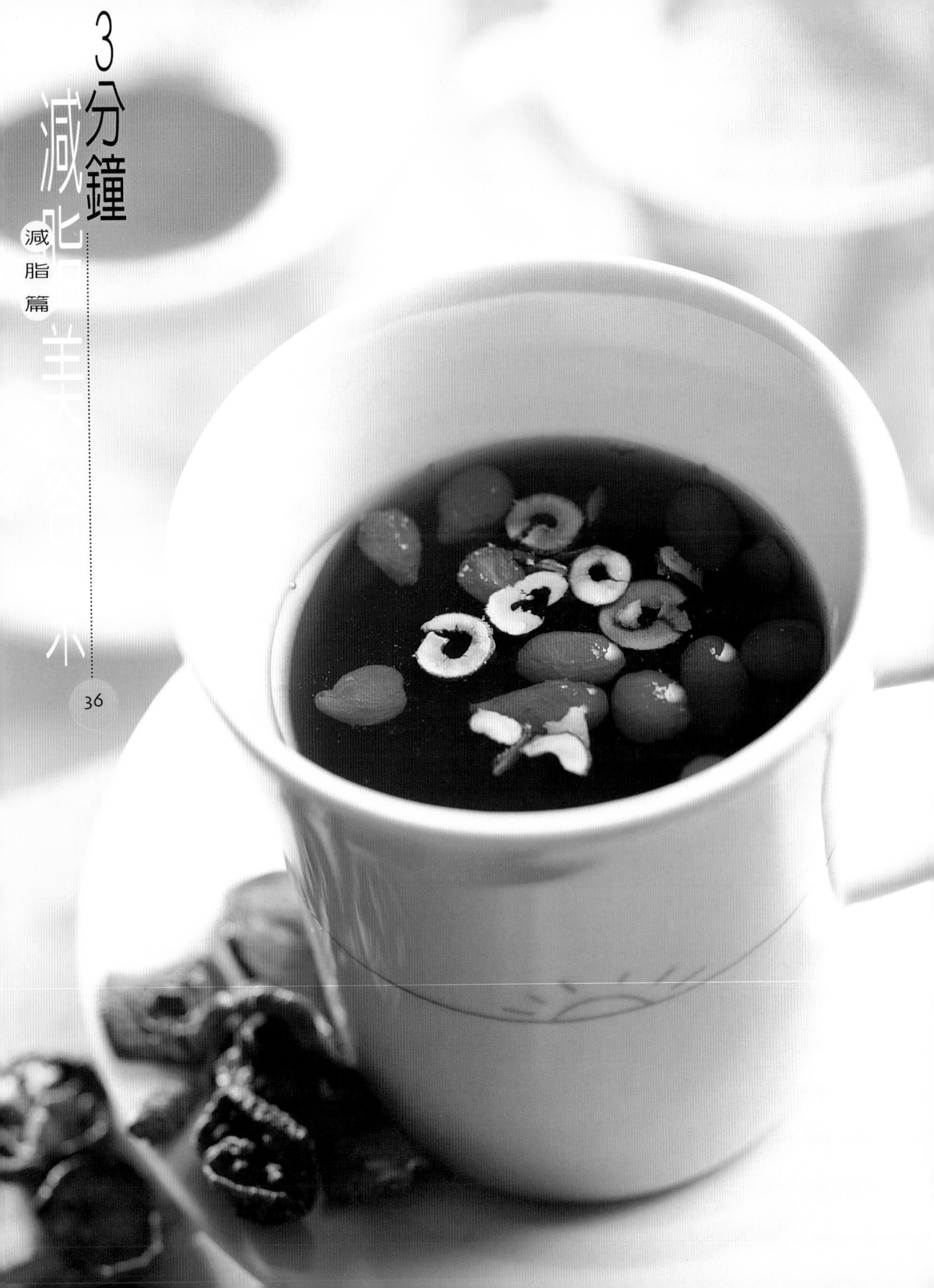

陶氣阿丹

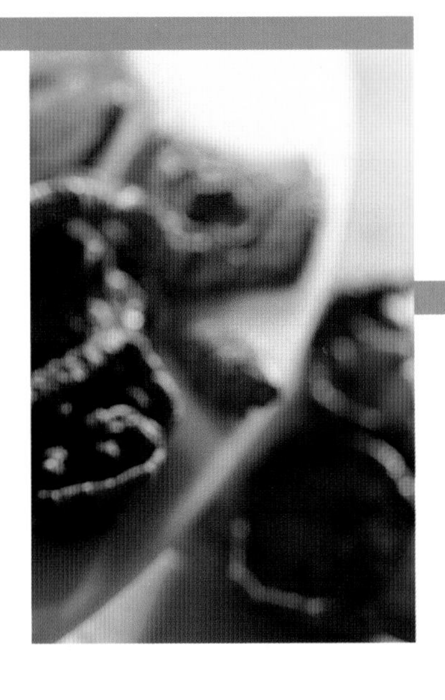

功效：
輕身減肥、活血化瘀。

製作時間：
5分鐘

飲用方法：
當作每天飲用的茶喝，或每天餐前飲用。

材料：
丹參20g.、枸杞子10g.、何首烏15g.、山楂15g.

做法：
1.鍋中放1,000c.c.水、丹參、何首烏15g.和山楂煮5分鐘至沸。
2.杯中放枸杞子，再將藥茶沖入杯中稍浸泡即可。

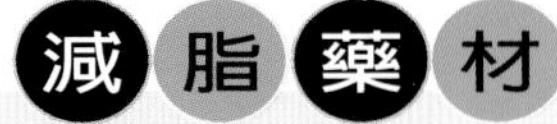
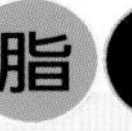
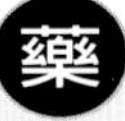
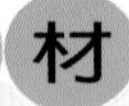

丹參：
味苦，性微寒，能調月經、去瘀止痛、治骨節痛，忌與醋同食。

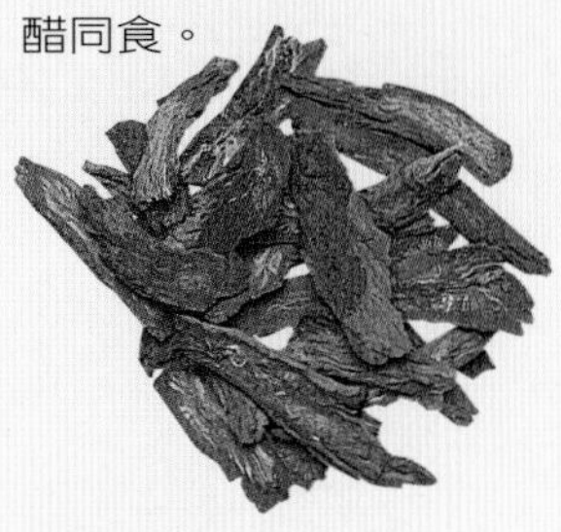

枸杞子：
味甘，性平，可潤肺清肝、滋腎益氣、生精助陽、補虛勞、強筋骨、去風濕、明目、利大小便。

何首烏：
味苦甘澀，性溫，具補肝腎、添精益髓、潤腸通便的效能。

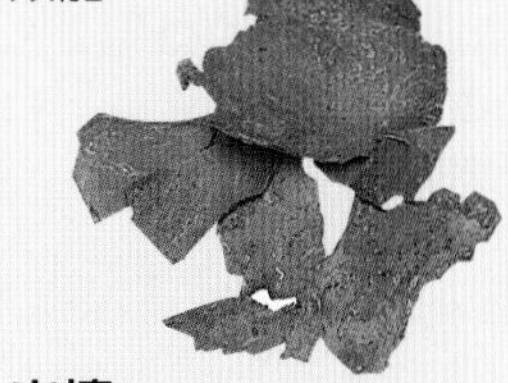

山楂：
味酸甘鹹，性溫，能降低膽固醇及血壓、健脾行氣、散瘀化痰、幫助消化。

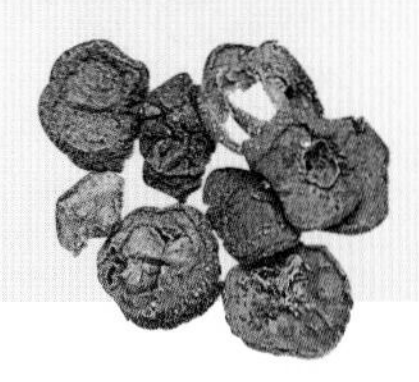

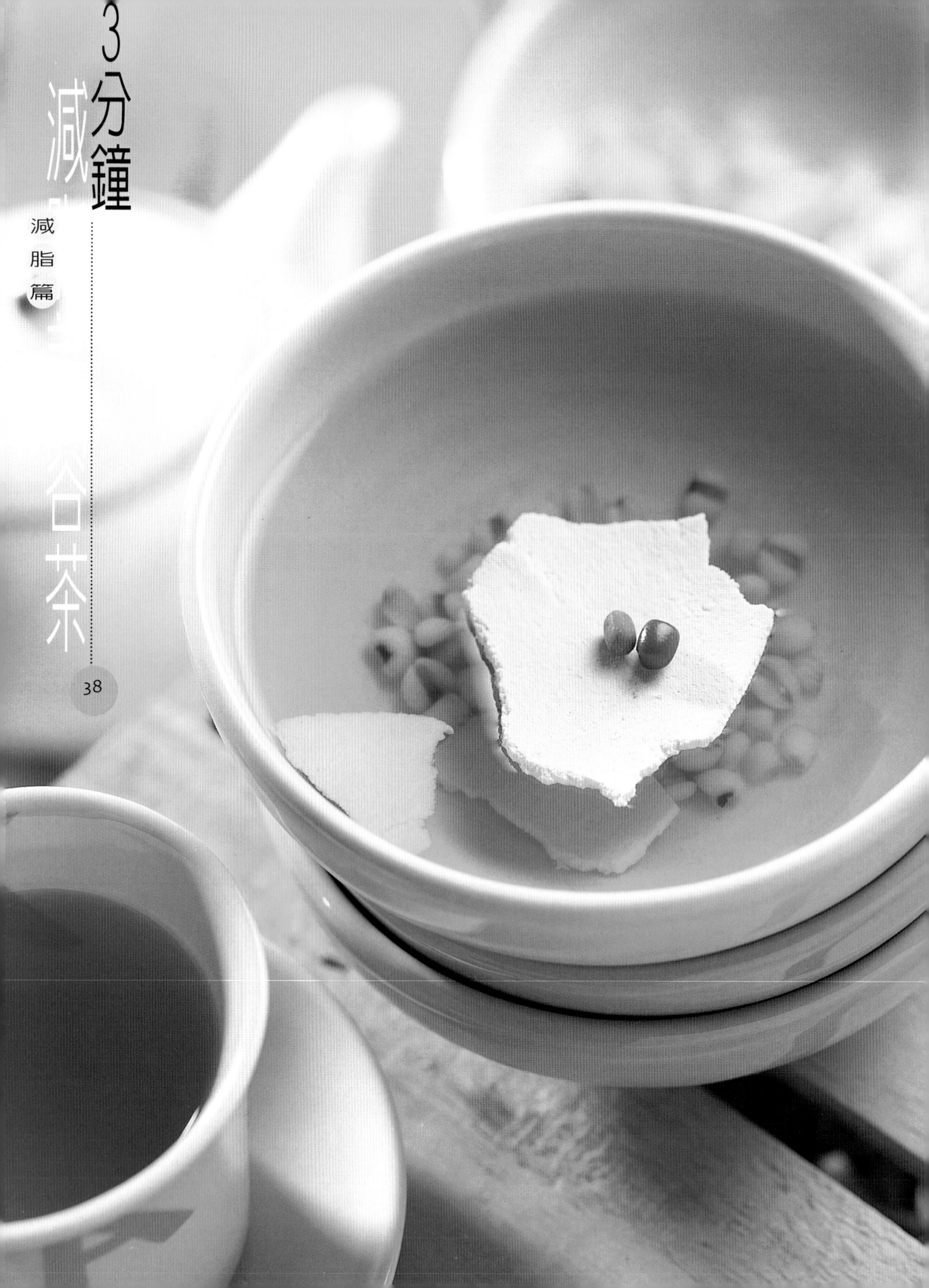

減
茶

薏往情深

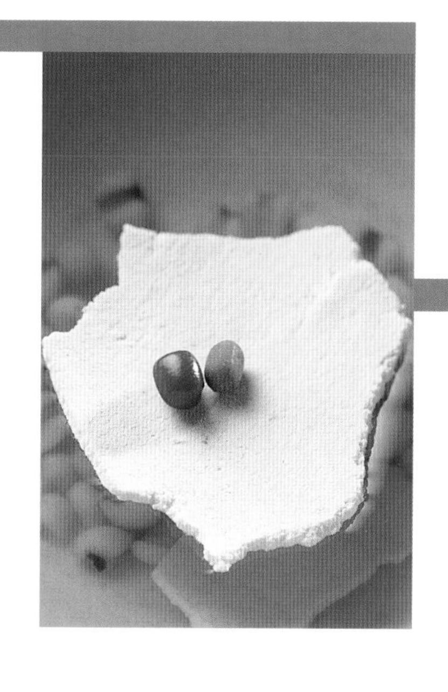

功效：

薏苡仁和茯苓皆能行氣利水，讓你絕無多餘脂肪。

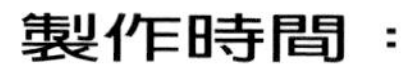

製作時間：

20分鐘

飲用方法：

每天餐後飲用。

材料：

薏苡仁10g.、茯苓10g.、紅豆5g.、綠豆5g.

做法：

1.鍋中倒入100c.c.水，放入紅豆、綠豆煮10分鐘至半熟，撈起（湯汁不留）備用。

2.取另一鍋，倒入300 c.c.水，放入薏苡仁、茯苓、紅豆和綠豆煮10分鐘至熟，盛入碗中即可。

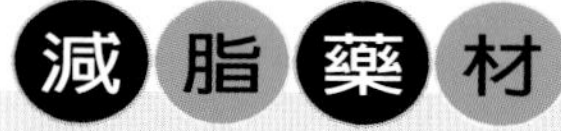

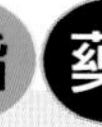
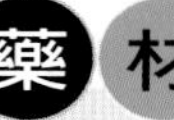

薏苡仁：

味甘，性微寒，具健脾益胃、消水種、利尿、去濕、清熱、排膿的效果，懷孕者忌食。

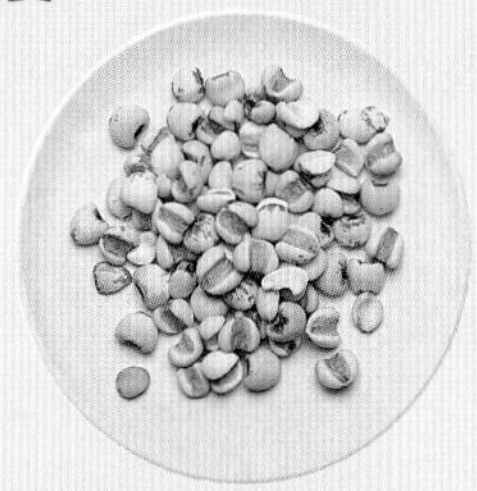

茯苓：

味甘，性溫，能益脾補心、瀉熱通膀胱、生津止渴、利小便。

紅豆：

味甘酸，可通小腸、利小便、行水消腫、清熱、解毒。

綠豆：

味甘，能清熱、解毒、利水消腫。

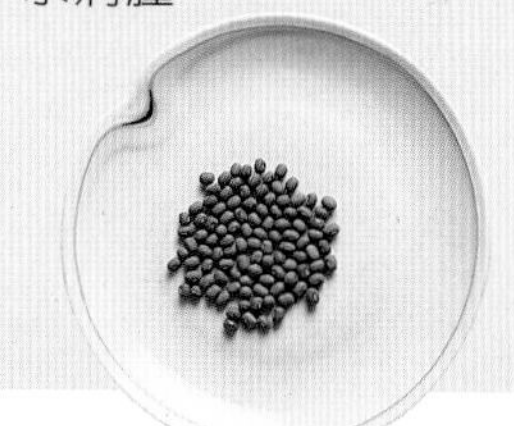

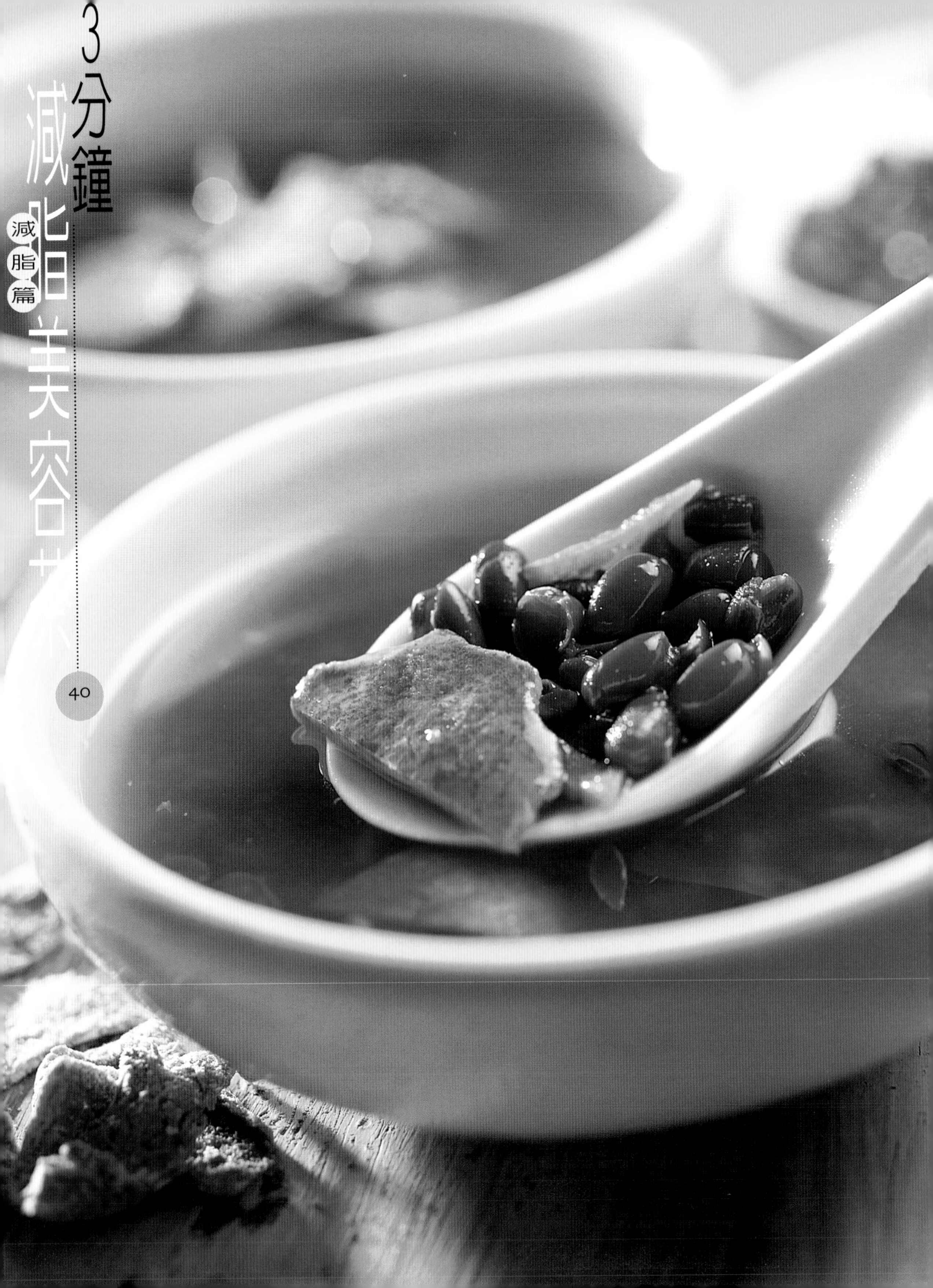

相思南國

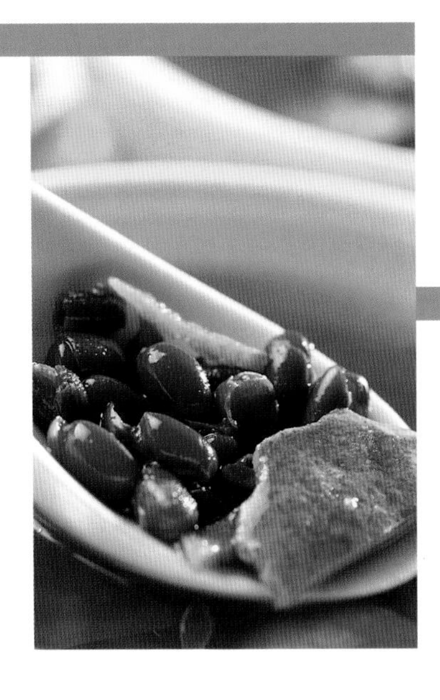

功效：

《本草備要》記載：
久服紅豆令人瘦。

製作時間：

60分鐘

飲用方法：

每天餐後飲用，可先在家煮好帶至公司，要吃前再加熱即可。

材料：

紅豆200g.、陳皮5g.、細鹽少許

做法：

1. 紅豆先浸泡30分鐘，再以500c.c.水煮30分鐘至熟，熄火。
2. 放入陳皮燜蓋5分鐘至入味後，拌入鹽調味。

＊使用快鍋煮紅豆陳皮湯，可縮短許多時間喔。

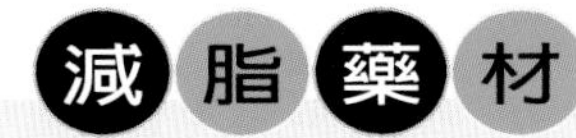
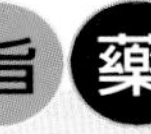
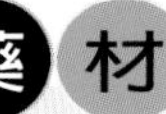

減脂藥材

陳皮：

味辛苦，性溫，具幫助消化、導滯消痰、宣通五臟、開胃、理氣燥濕的功效。

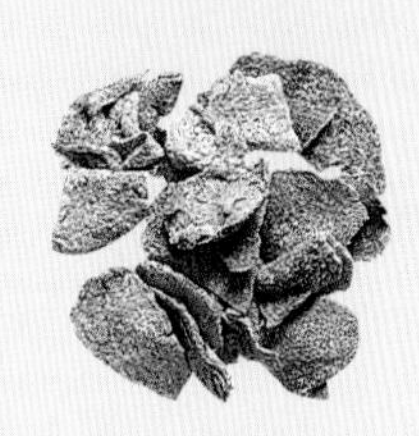

紅豆：

味甘酸，可通小腸、利小便、行水消腫、清熱、解毒。

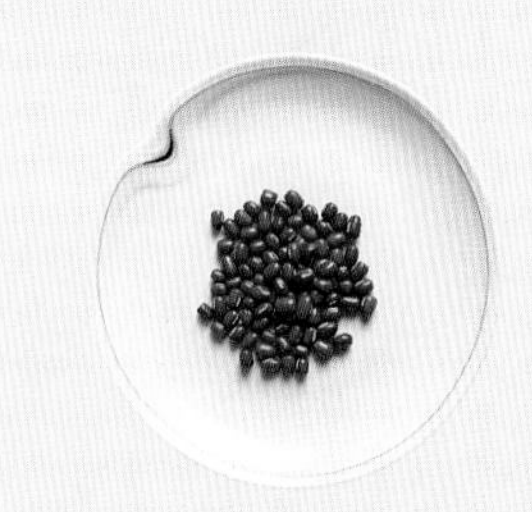

有益健康的零食

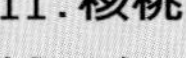
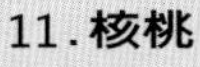

1.紅棗

即大棗，調氣血、悅顏色。

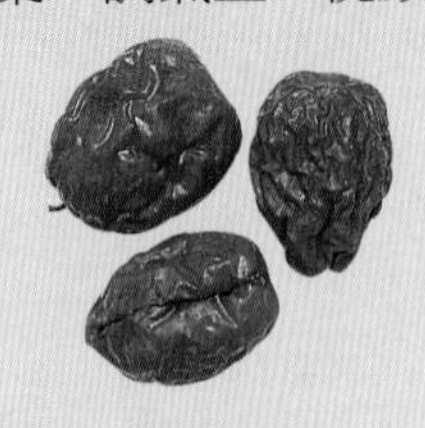

2.山楂

消脹氣、幫助消化。

3.洛神花

生津止渴、提神。

4.玉米

促進內分泌。

5.陳皮

即陳皮梅，消脹消痰。

6.烏梅

生津止渴、止吐瀉。

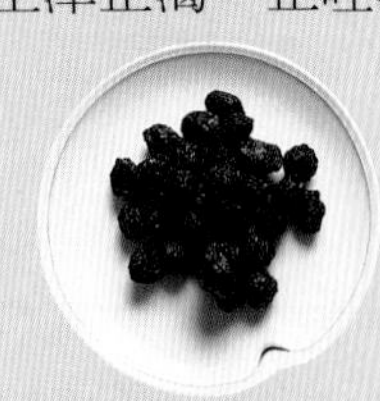

7.柿餅

潤肺、止咳、平喘。

8.栗子

補腎氣、厚腸胃。

9.落花生

選擇蒸非炒過的，補脾潤肺。

10.菱角

解暑止渴、補腎，防治胃癌、子宮癌。

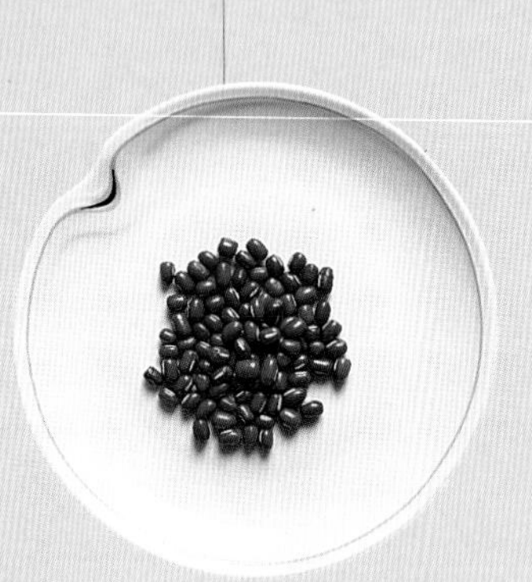

11.核桃

補元氣、養心血、可防治腰腳酸痛。

12.黑芝麻

補腎、固齒、會頭髮烏黑。

13.銀杏

即白果，縮小便、止女性白帶濁、防男性遺精現象。

14.龍眼肉

益脾長智，治思慮過多、健忘。

15.枸杞子

明目補血。

16.甘蔗

潤燥止渴、利大小便。

17.荸薺

預防腎結石。

18.西瓜

退熱止渴、利尿。

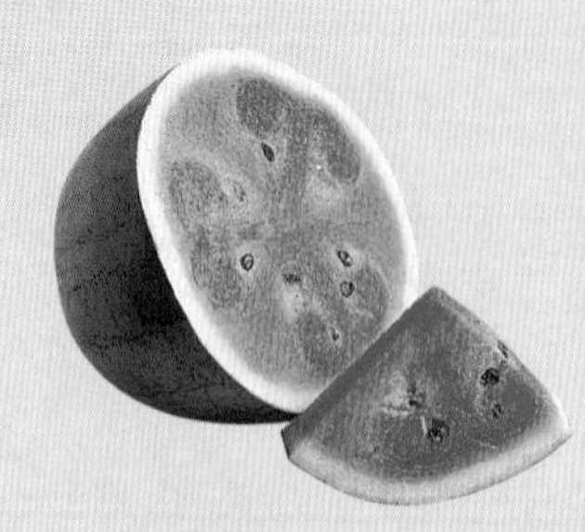

19.葡萄乾

補血、預防近視。

20.橄欖

除煩、助消化。

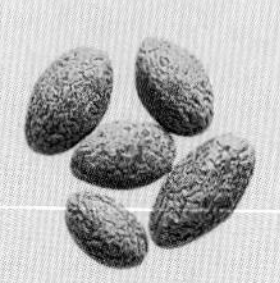

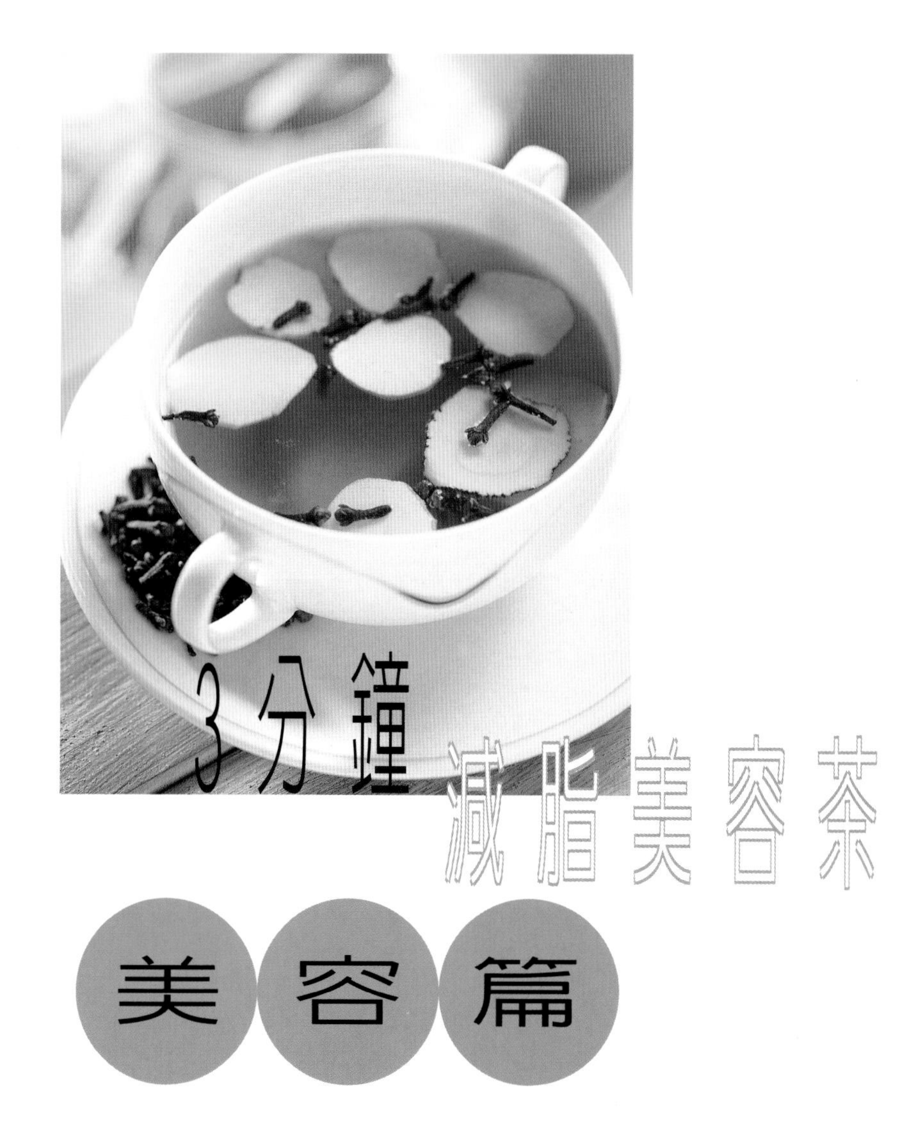

愛美是人的天性，那個女生不想比別人漂亮，沒有男生不想強過他人；年輕時喜歡天生麗質、皮膚白嫩，上了年紀又怕癡呆、禿頭、白髮？本篇提供了幾道美容茶，希望你喝過後不但永保年輕，更擁有烏黑的頭髮、白嫩的皮膚、聰明的腦袋！

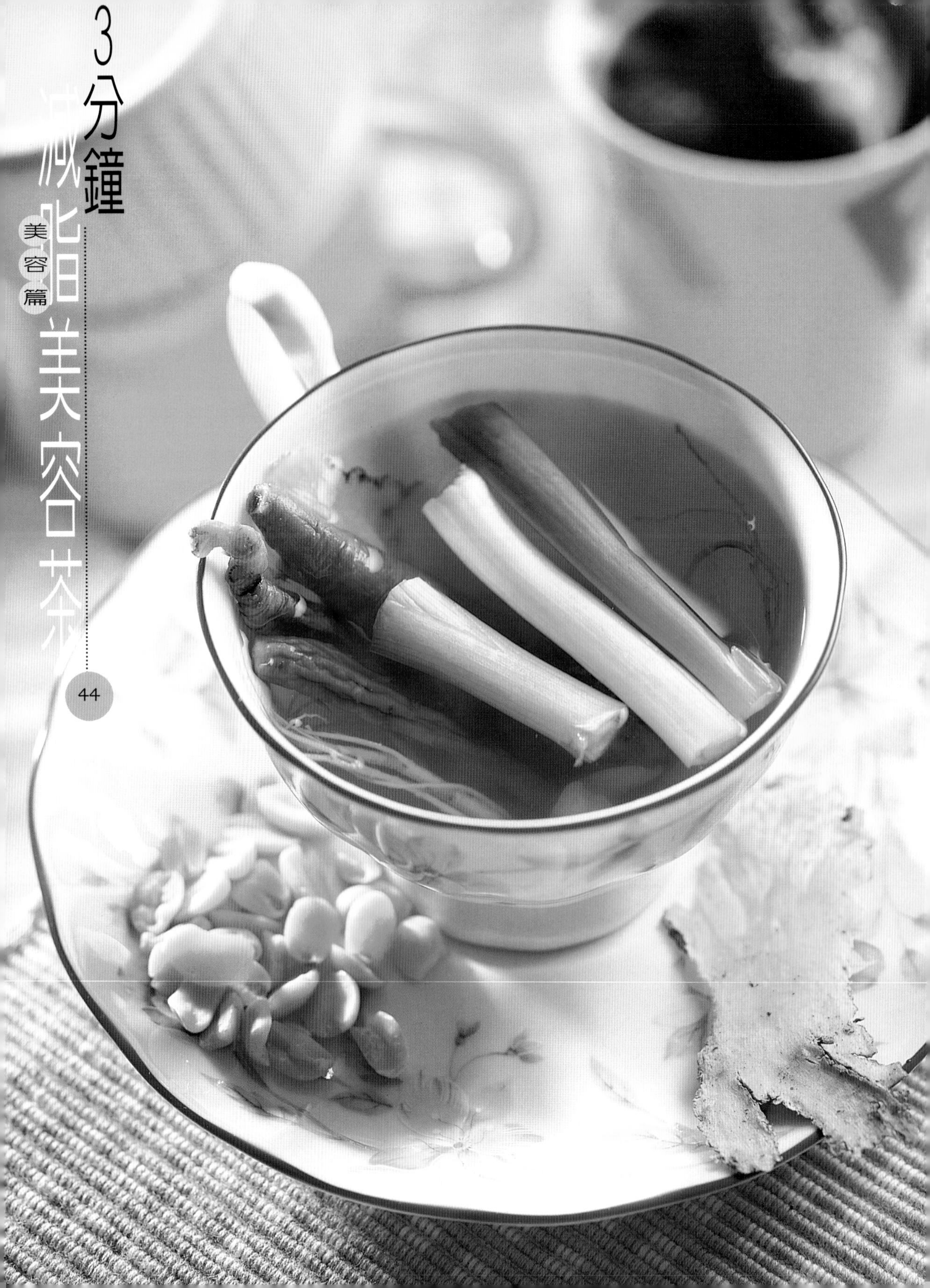

喜馬拉雅

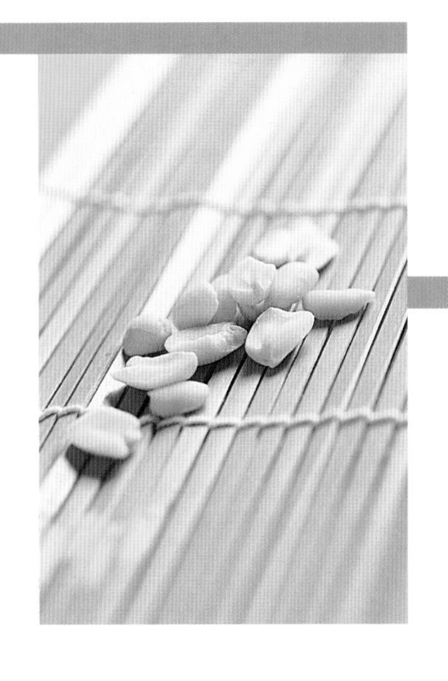

功效：
促進胸腺、使胸部逐漸隆起。

製作時間：
5分鐘

飲用方法：
每天餐後至少飲用一次。

材料：
人參5片、當歸1片、青蔥1根、花生仁3g.

做法：
1.青蔥洗淨，取白色部份切段，放入杯中（青蔥可生吃）。
2.鍋中倒入300c.c.水，放入人參、當歸、花生仁煮5分鐘至沸後，沖入杯中即可。

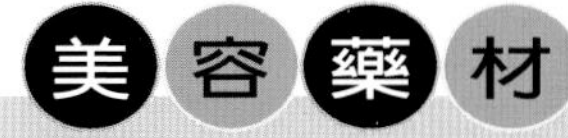

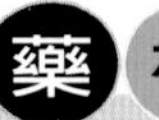
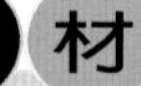

人參：
生甘苦微涼、熟甘性溫，具大補元氣、明目開心、除煩渴、通血脈的功效。

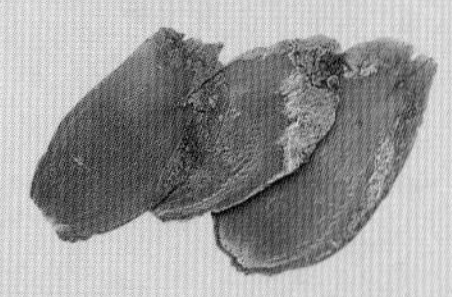

當歸：
味甘辛，性溫，能加強發育、潤腸胃、潤澤皮膚、養血生肌、血行則肉長。

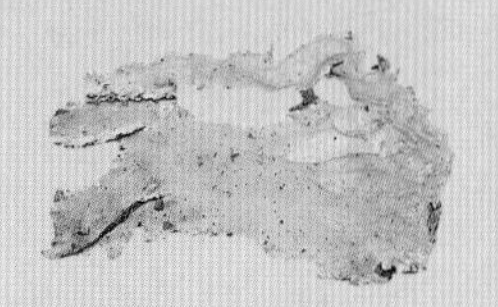

青蔥：
味辛，可通氣、促進乳腺循環順暢。

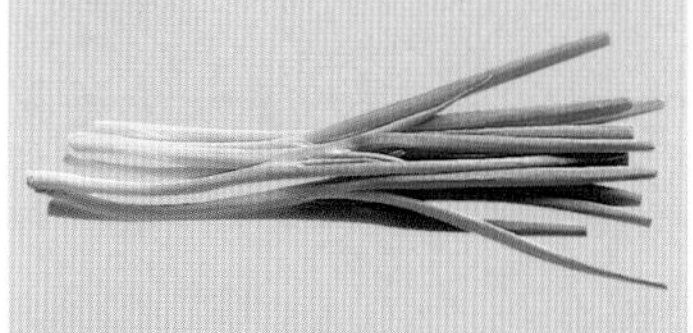

花生仁：
指未經炒過或炸過的無鹽花生，味甘，性平，具通乳、補氣、潤肺、健脾的效能。

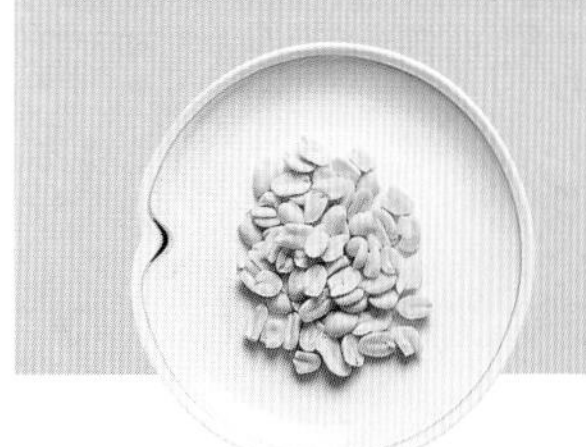

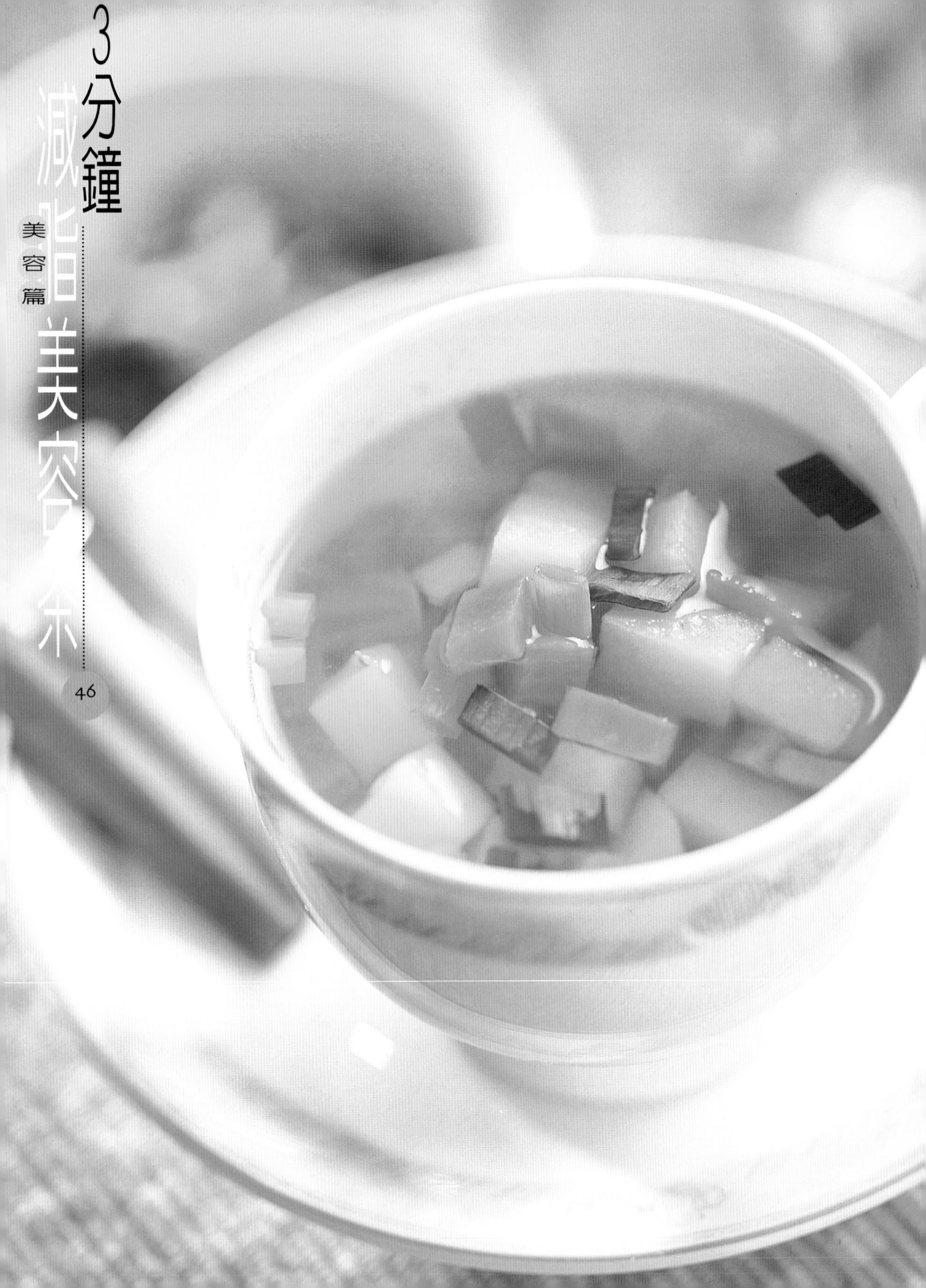

高清

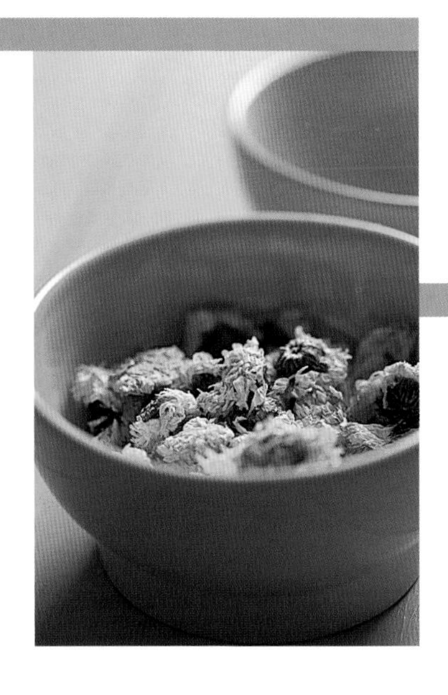

功效：

通乳線、補氣血，胸部豐滿的主要條件是氣血循環通暢、補脾胃、通血脈就能達到效果。

製作時間：

10分鐘

飲用方法：

每天餐後至少飲用一次。

材料：

地瓜1/4個、馬鈴薯1/4個、青蔥1根

做法：

1.地瓜、馬鈴薯去皮切小丁，青蔥洗淨切末。

2.鍋中倒入500c.c.水煮沸，再放入地瓜、馬鈴薯煮10分鐘至熟後，盛起倒入杯中，最後撒入青蔥末即可食用。

美容藥材

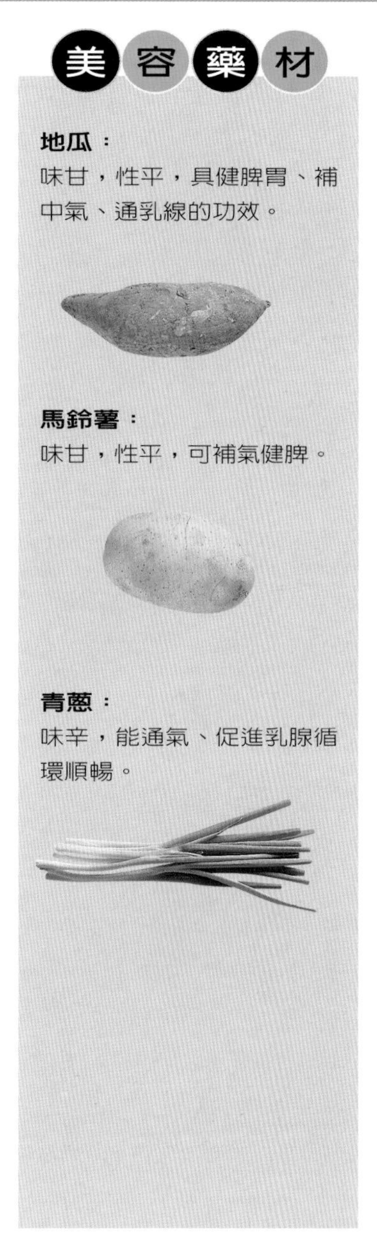

地瓜：

味甘，性平，具健脾胃、補中氣、通乳線的功效。

馬鈴薯：

味甘，性平，可補氣健脾。

青蔥：

味辛，能通氣、促進乳腺循環順暢。

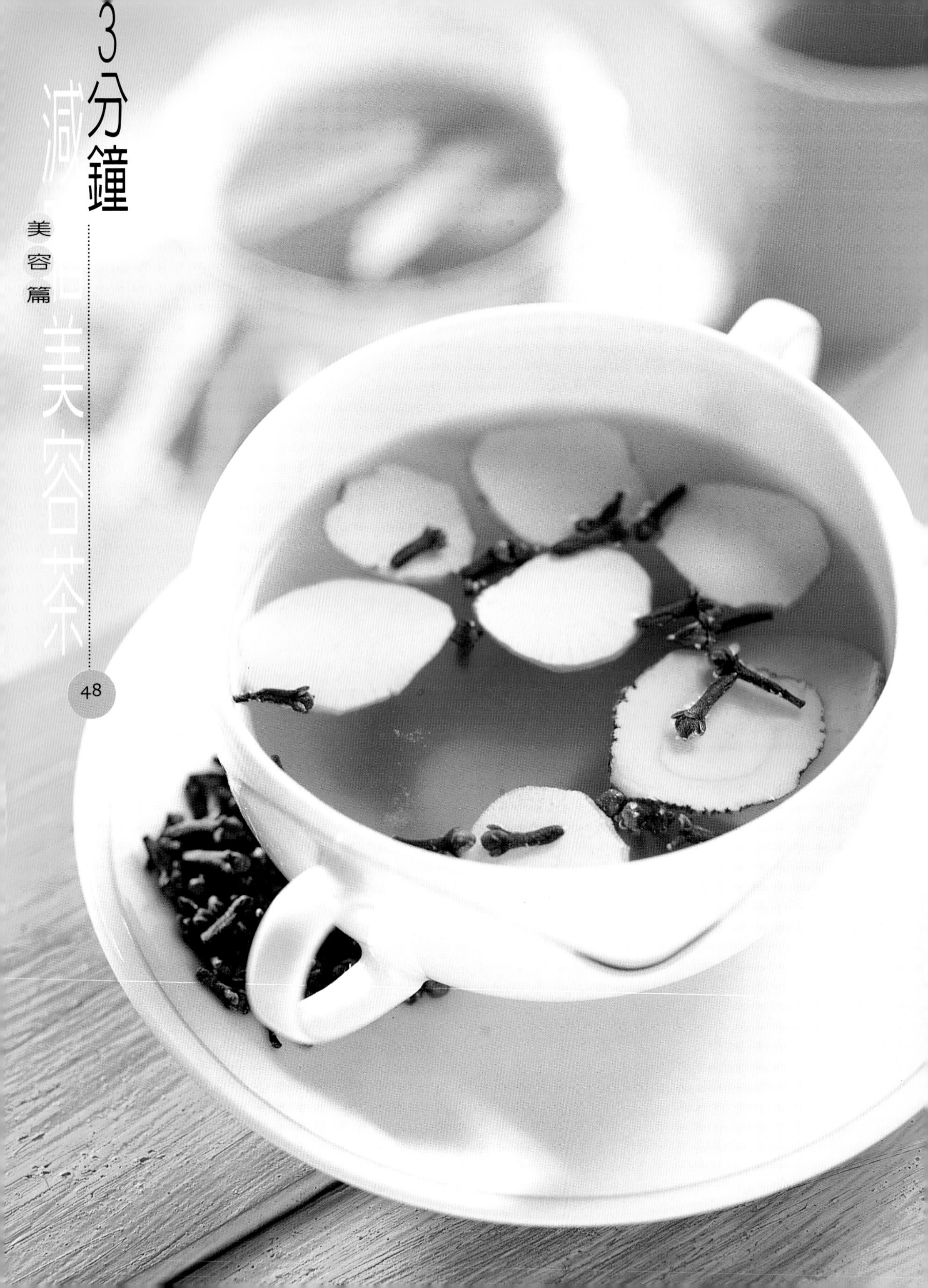

白雪公主

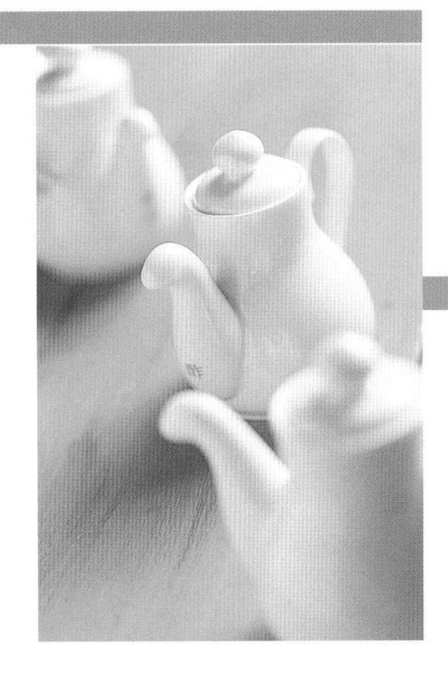

功效：

使皮膚白嫩，不用化妝也很美。

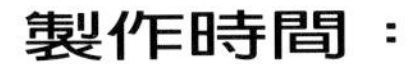

製作時間：

5分鐘

飲用方法：

每天早晚空腹各飲用一次。

材料：

白芷5g.、天花粉10g.、丁香3g.、果糖5c.c.

做法：

1.鍋中倒入300c.c.水，再放入白芷、天花粉及丁香煮5分鐘至沸。

2.煮好的藥汁倒入杯中，加入果糖拌勻即可。

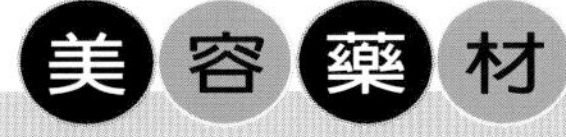

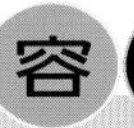
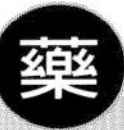
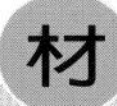

白芷：

味芳香，性溫，為健腸胃主藥，腸胃健康則可去除臉上痘、斑。

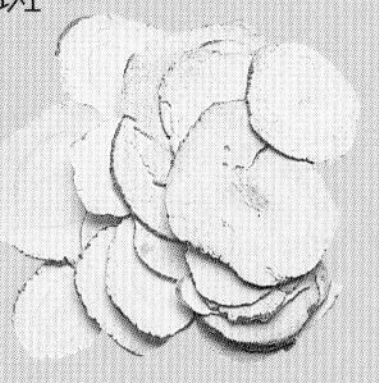

天花

味酸甘微苦，性微寒，能降火潤燥、消痰解渴、消腫行水通經路。

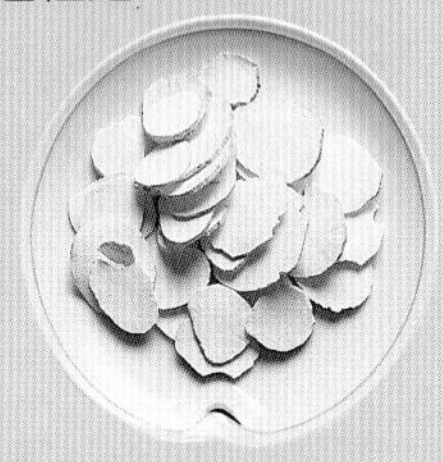

丁香：

味辛，性溫，可暖胃、補腎、助陽。

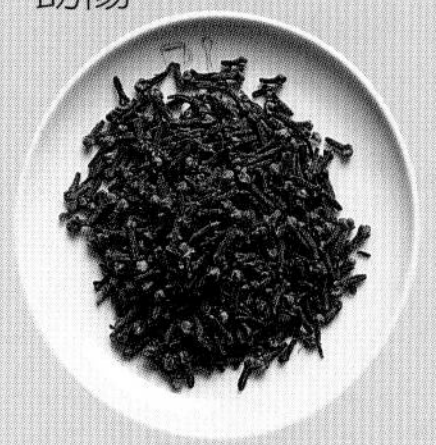

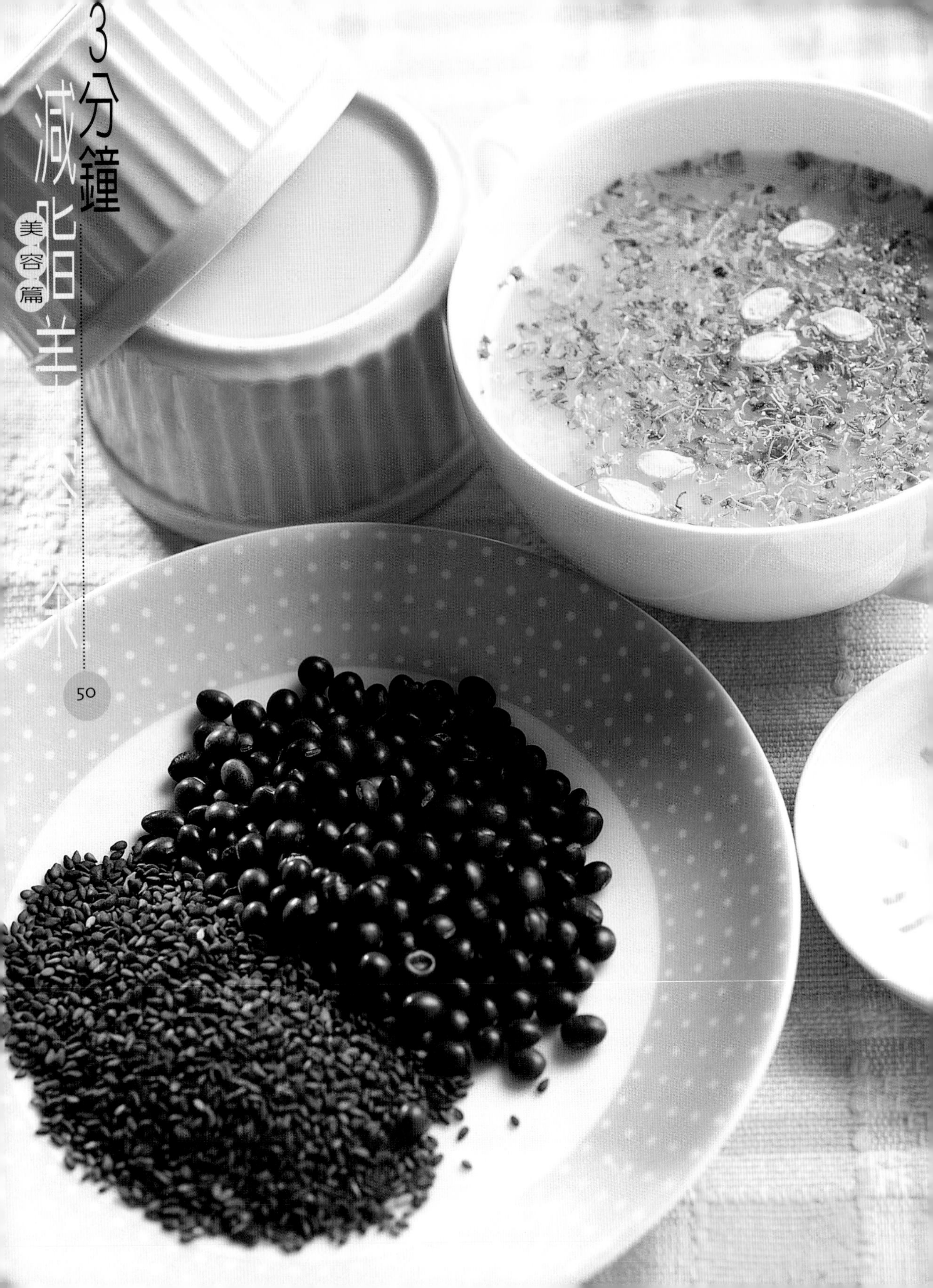

芝麻開門

功效：

黑者入腎，腎精強頭髮自然黑。

製作時間：

3分鐘

飲用方法：

每天不拘時間嚼食，可一次多炒一些，用密封袋或密封罐保存。

材料：

黑豆10g.、黑芝麻8g.

做法：

1.炒鍋以大火加熱（不需放油）。

2.轉小火，再放入黑豆及黑芝麻炒香盛盤即可。

＊ 市面上可買到已炒好的黑豆，芝麻可至一般超市或烘焙材料行購買。

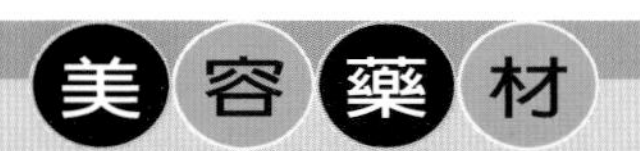

黑豆：

味甘，能補腎、鎮心、明目。

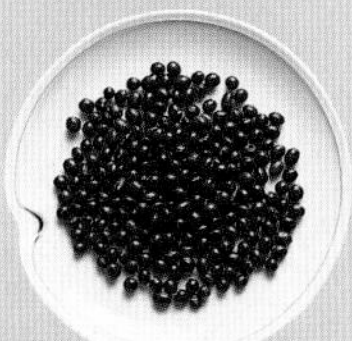

黑芝麻：

味甘，性平，可補肺氣、益肝腎、潤五臟、烏髮、去風濕。

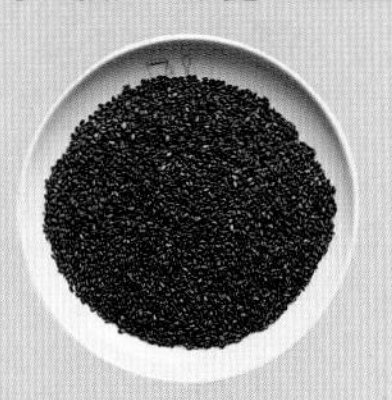

桂花：

氣香味微苦，具補肝、明目的效能，肝鬱則斑生。

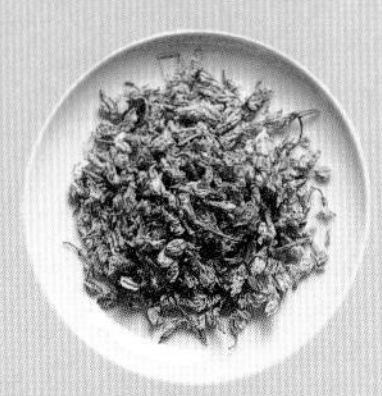

冬瓜子：

味甘，可補肝、明目。

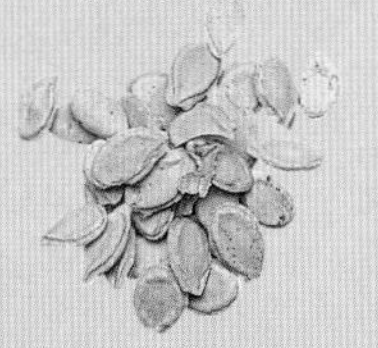

陳皮：

味苦辛，性溫，可幫助消化、導滯消痰、宣通五臟、開胃、理氣燥濕。

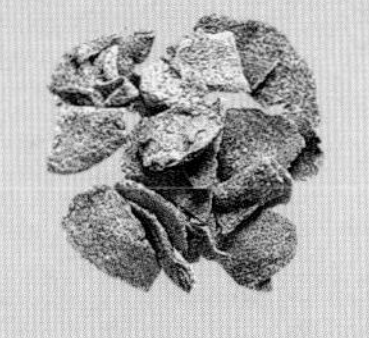

桂花小丸子

功效：

能除去黑斑、雀斑。

製作時間：

5分鐘

飲用方法：

可與稀飯一起食用，或餐後單獨食用。

材料：

桂花20g.、冬瓜子10g.、陳皮10g.

做法：

1.鍋中倒入250c.c.水煮沸，再放入所有材料煮3分鐘。

2.煮好的藥汁倒入稀飯中攪拌均勻即可食用。

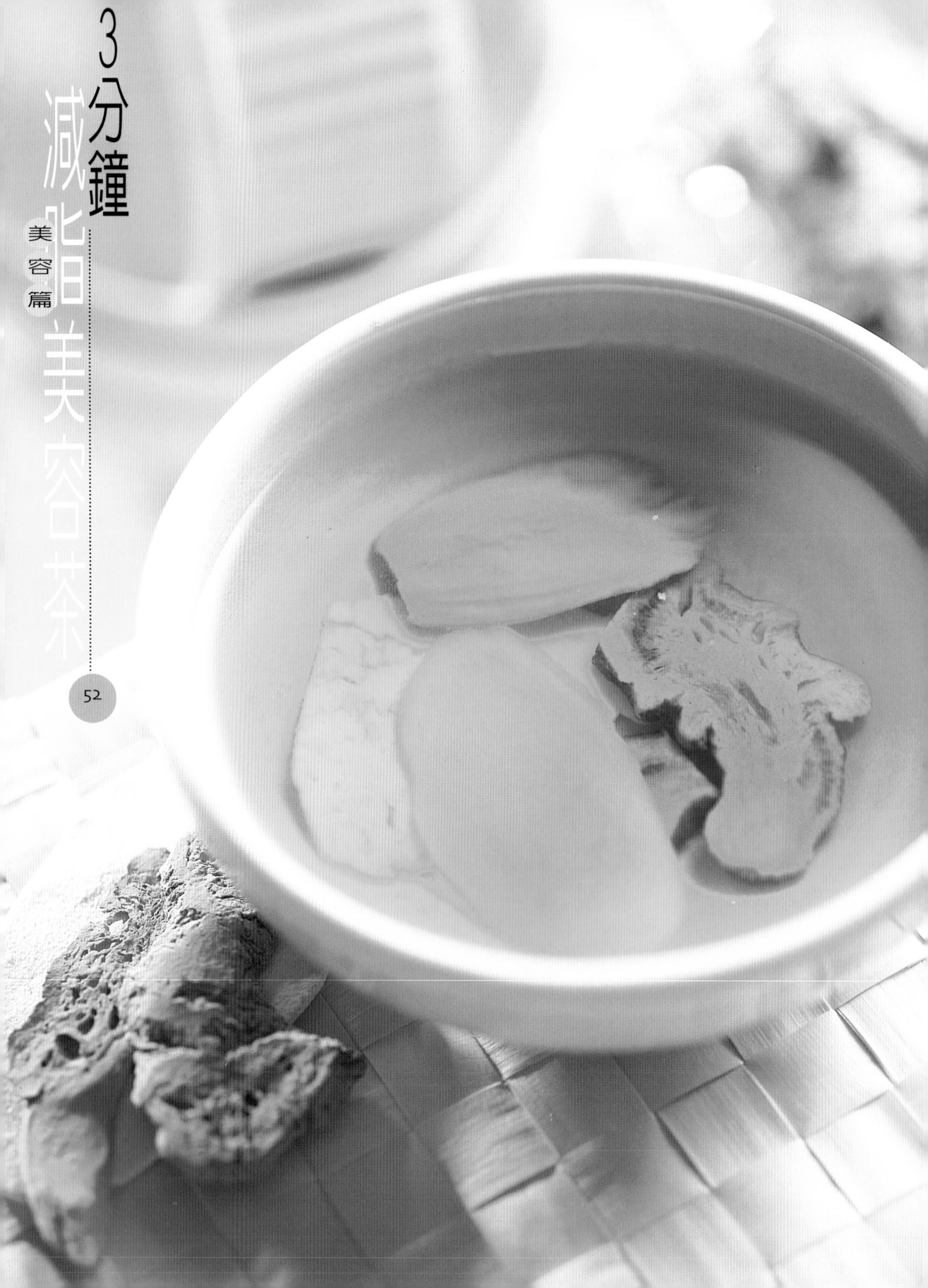

人山力舒

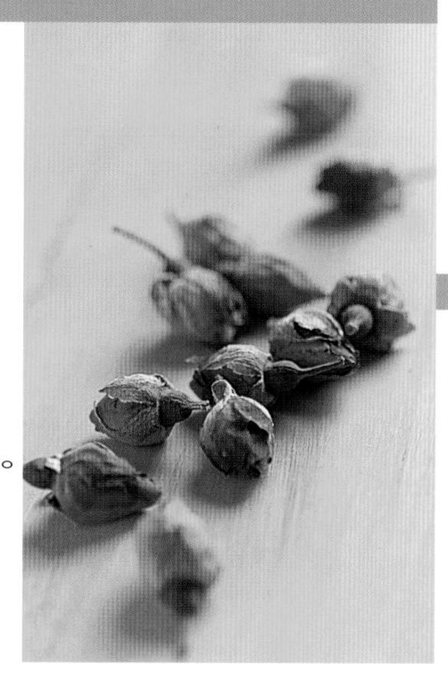

功效：

可改變體質，預防感冒。

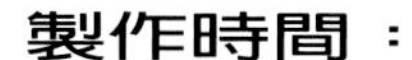

3分鐘

飲用方法：

每天早晚空腹各喝一次。

材料：

人參3片、茯苓5g.、白朮5g.、山藥5g.、甘草1片

做法：

1.鍋中倒入300c.c.水，再放入人參、茯苓、白朮及山藥煮3分鐘。

2.熄火去渣，加入甘草，倒入碗中悶3分鐘即可飲用。

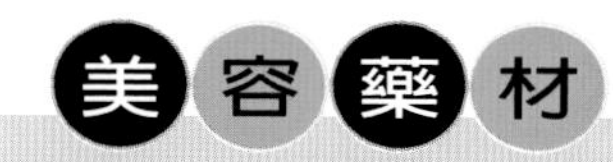

人參：

生甘苦微涼、熟甘性溫，具大補元氣、明目開心、除煩渴、通血脈的功效。

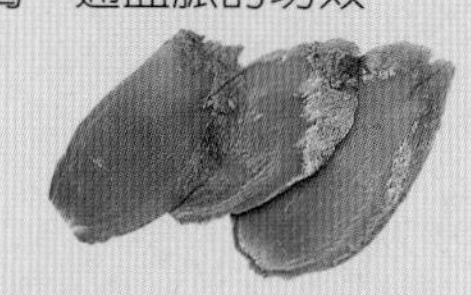

茯苓：

味甘，性溫，能益脾補心、瀉熱通膀胱、生津止渴、利小便。

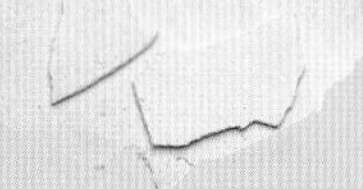

白朮：

味甘微苦，性溫，可補血、補氣、定痛安胎、無汗能發、有汗能止、利小便、止泄瀉、有食欲、去勞倦、止肌熱、止嘔吐。

山藥：

味甘，性溫，具補虛損勞傷、固腸胃、化痰止瀉、益腎強陰、益心氣、治健忘遺精的效能。

甘草：

味甘，性平，直接含在口中能使氣平順、補脾胃、降火；小火炒過則可氣溫、補元氣，且散皮膚寒氣，屬於協和諸藥、解百藥毒的國寶級藥材。

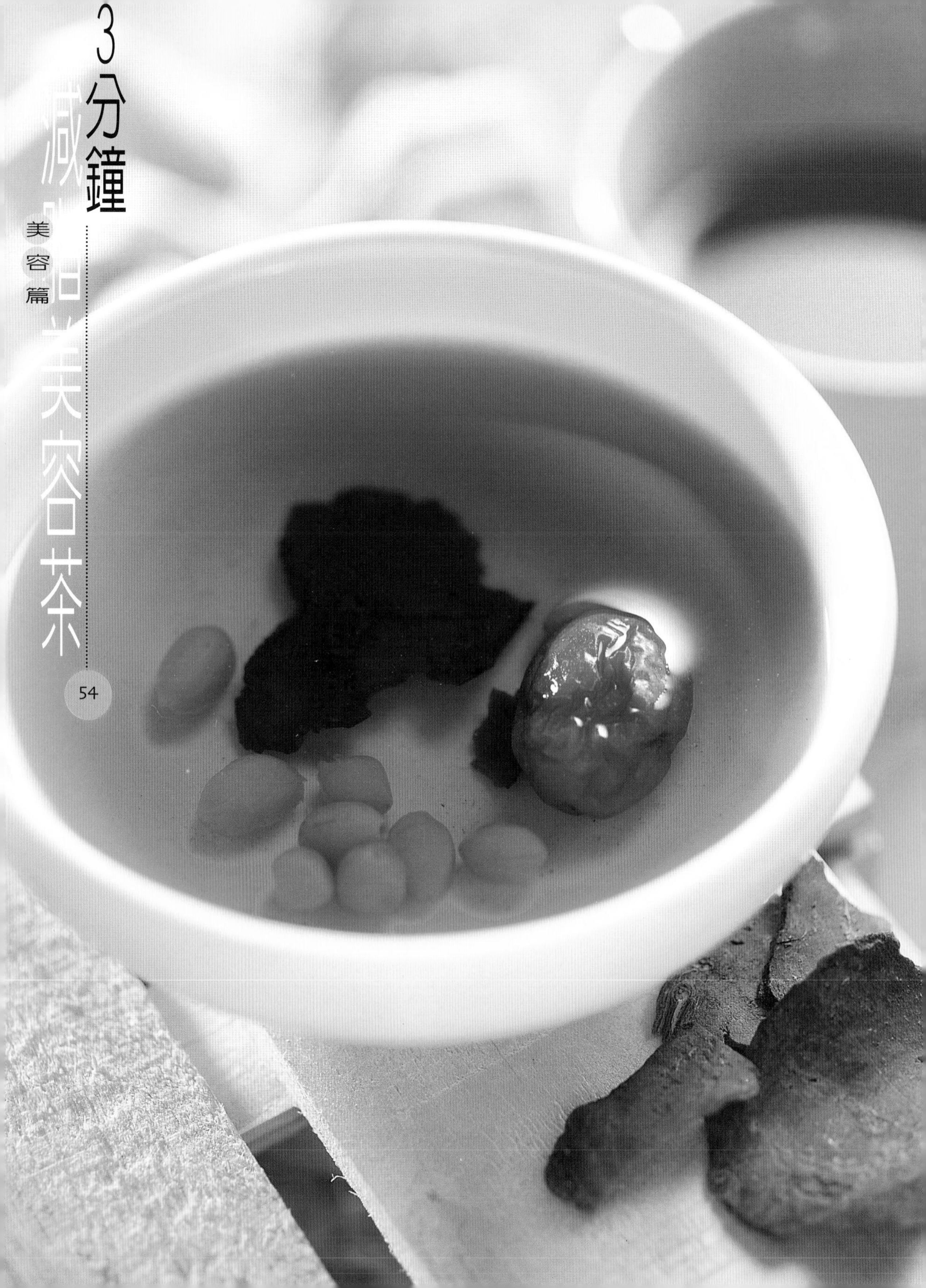

重慶森林

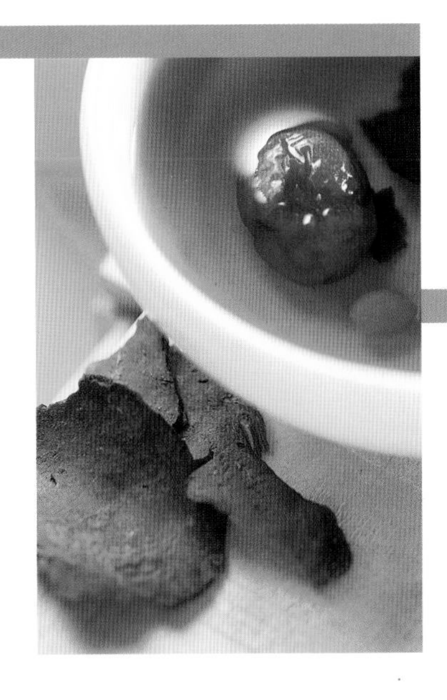

功效：

預防老化、防止掉髮、禿頭及少年白。

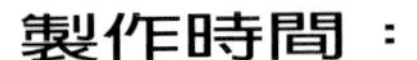

製作時間：

6分鐘

飲用方法：

每天餐前飲用。

材料：

枸杞子15g.、何首烏20g.、紅棗6個

做法：

1先以熱水燙過枸杞子、紅棗，再將枸杞子放入碗中備用。
2.鍋中倒入400c.c.水，放入何首烏煮5分鐘至沸，接著放入紅棗續煮1分鐘。
3.再將煮好的藥茶沖入碗中即可。

＊ 直接放入杯中、不經過煎煮的藥材可以熱水稍燙或潔淨的水洗過會較乾淨；其實藥材多半已很乾淨了，不燙洗過也無妨。

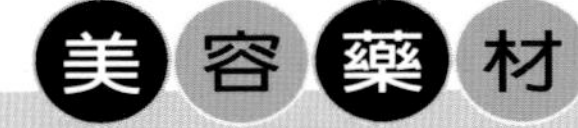
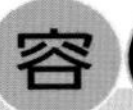
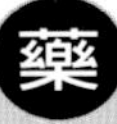
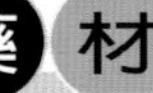

美容藥材

枸杞子：

味甘，性平，能潤肺清肝、滋腎益氣、生精助陽、補虛勞、強筋骨、去風濕、明目、利大小便。

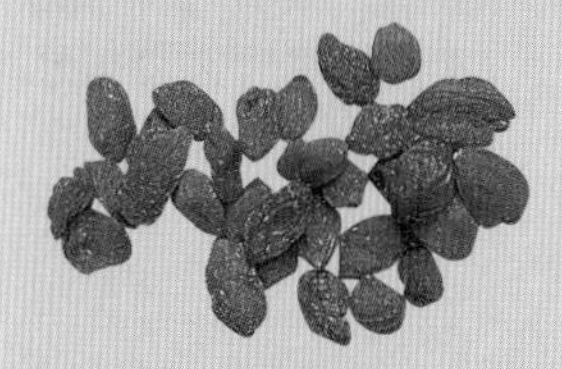

何首烏：

味苦甘澀，性溫，可補肝腎、添精益髓、潤腸通便。

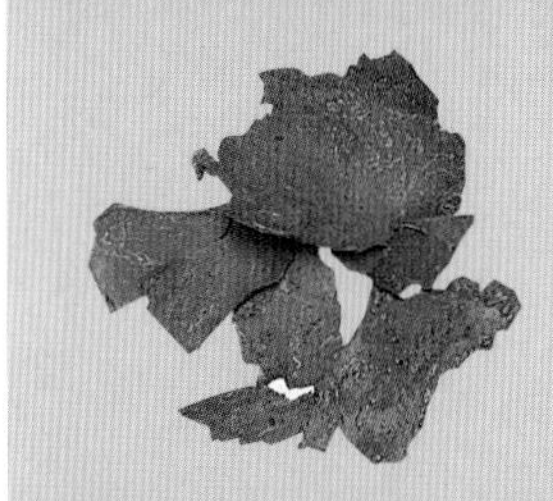

紅棗：

即大棗，味甘甜，性溫，具滋脾胃、潤心肺、生津止渴、悅顏色、通九竅和助十二經（血液循環好頭髮自然茂盛）的功效。

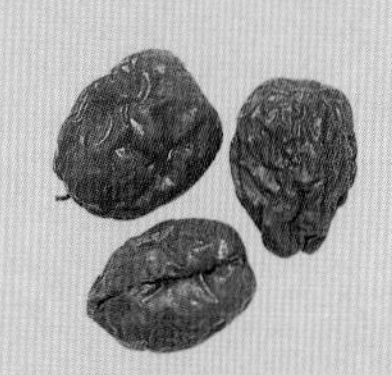

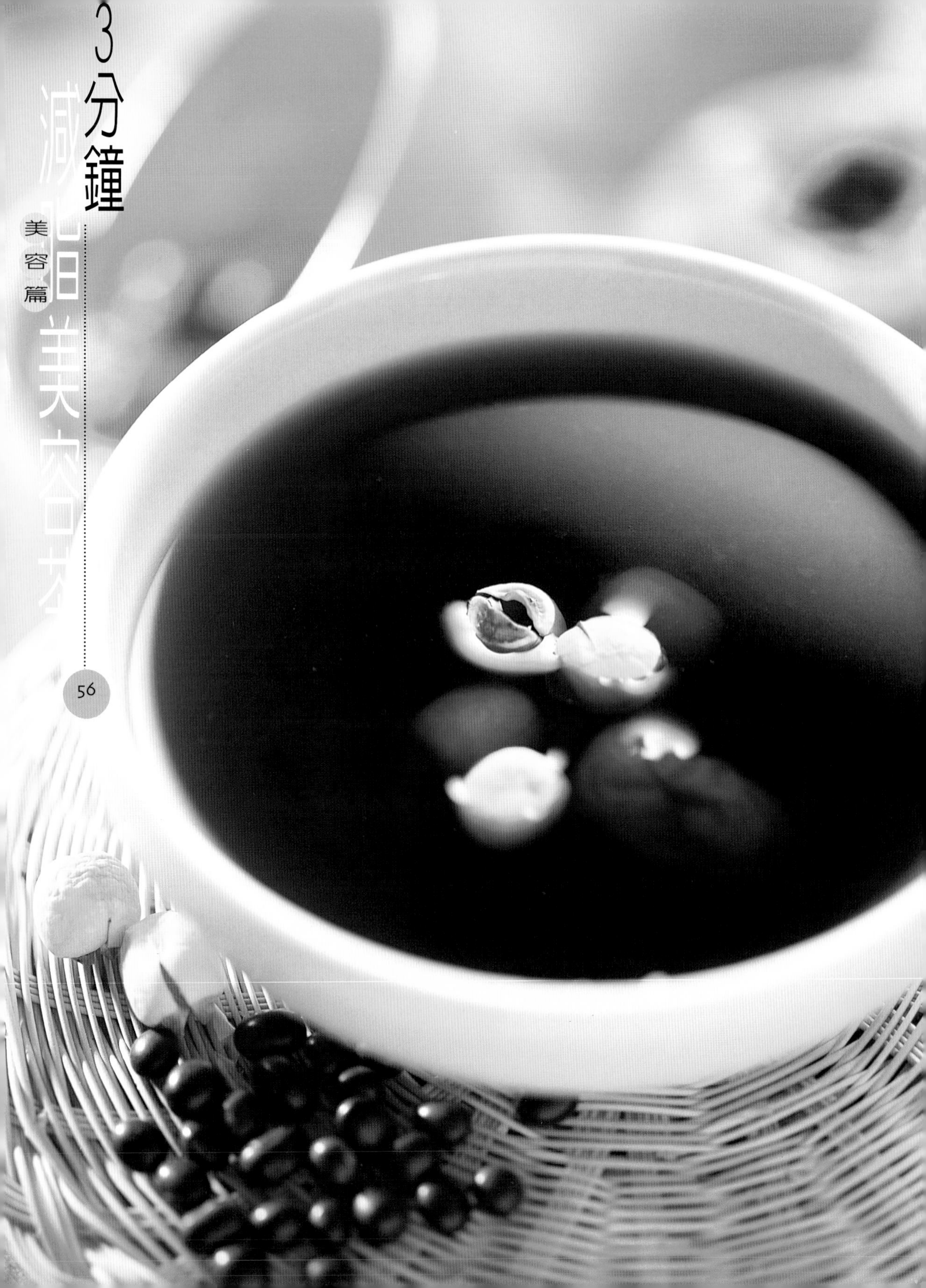

固腦日飲茶

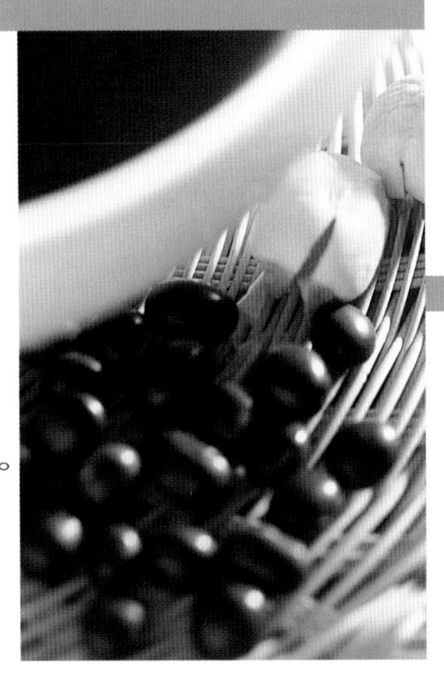

功效：
益智安神、增加記憶力。

製作時間：
5分鐘

飲用方法：
當作每天飲用的茶喝。

材料：
黑豆30g.、浮小麥30g.
蓮子7個、紅棗7個
冰糖5g.

做法：
1.鍋中倒入400c.c.水，放入黑豆、浮小麥、蓮子煮5分鐘至沸後濾渣。
2.將紅棗放入碗中，再將茶汁倒入，調入冰糖後即可飲用。

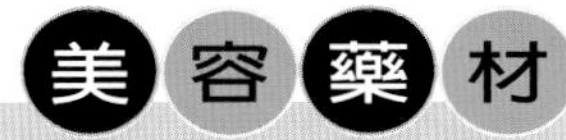
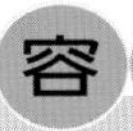
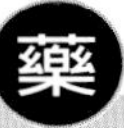
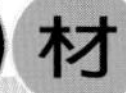

美容藥材

黑豆：
味甘，具補腎、鎮心、明目的效果。

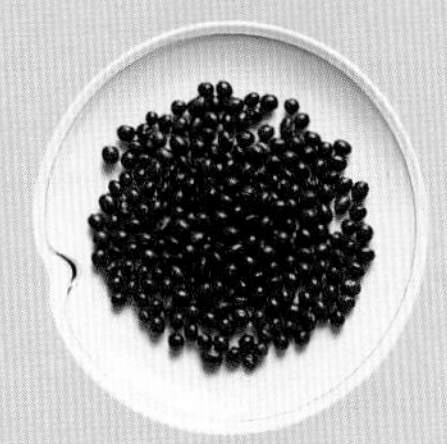

浮小麥：
味鹹，性微寒，具補腎腦充、養心除煩的效能。

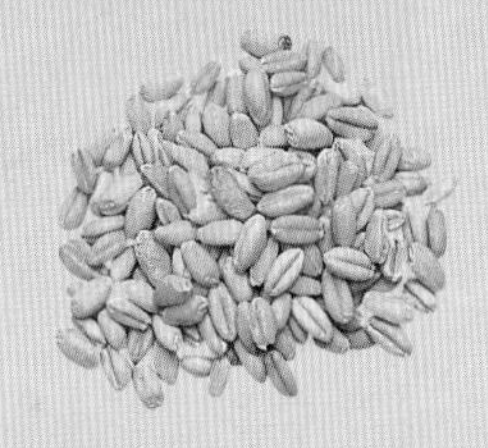

蓮子：
味甘微澀，性溫，主治白濁夢遺、女人崩帶及諸血病。

紅棗：
即大棗，味甘甜，性溫，能滋脾胃、潤心肺、生津止渴、悅顏色、通九竅和助十二經。

冰糖：
味甘，可清熱、生津潤燥、除心煩。

那些食物不能一起吃

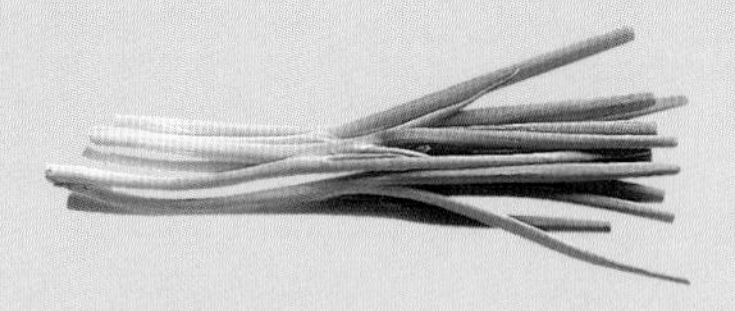

1.牛肉忌韭菜
同吃易生病

2.羊肉忌梅干菜
同吃令人悶

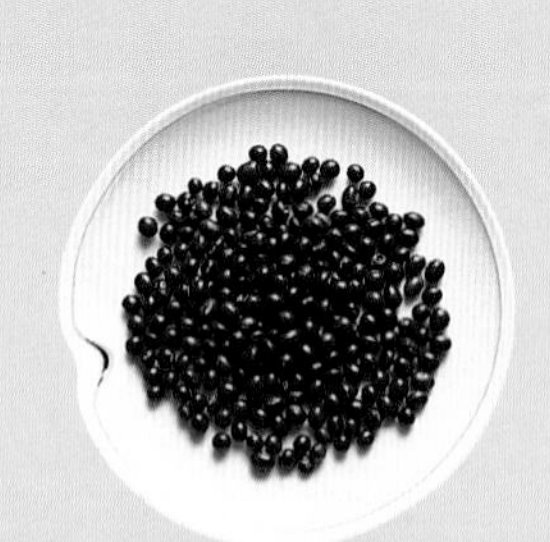

3.馬肉忌木耳
同吃得霍亂

4.豬肉忌黑豆
同吃生脹氣

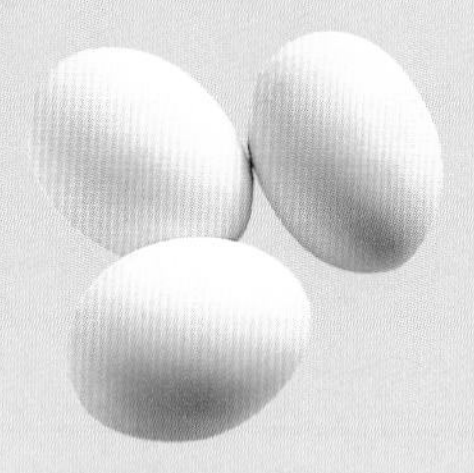

5.雞鴨忌芥末
同吃傷元氣

6.鵝肉忌雞蛋
同吃傷元氣

7.蔥蒜忌蜂蜜
同吃易斷腸

8.魚蟹忌紅棗
同吃得瘧疾

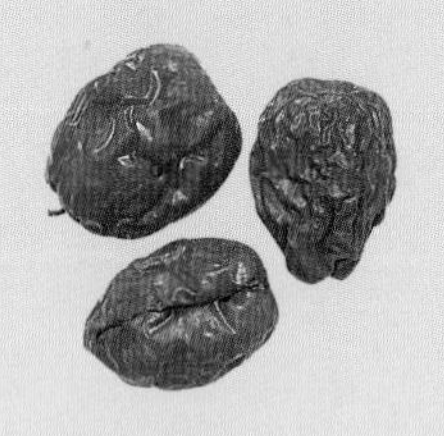

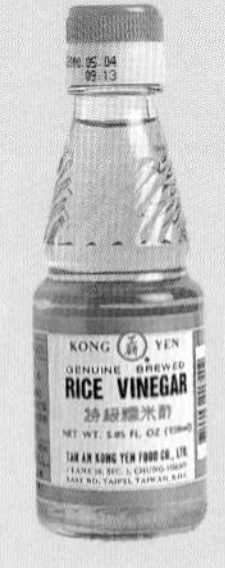

9.芹菜忌米醋
同食損牙齒

10.花生忌鴨蛋
同吃易傷身

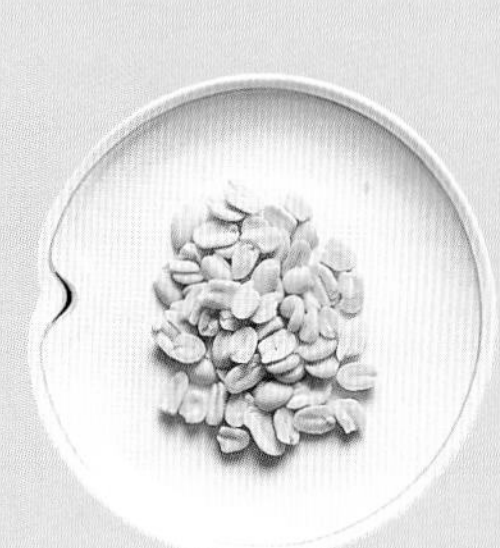

11.花生忌香瓜
同吃易傷身

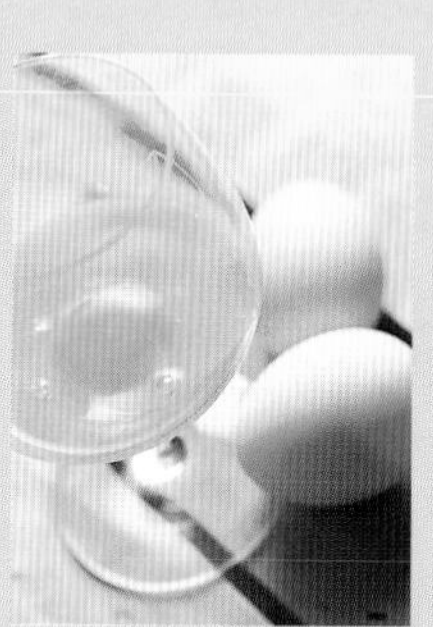

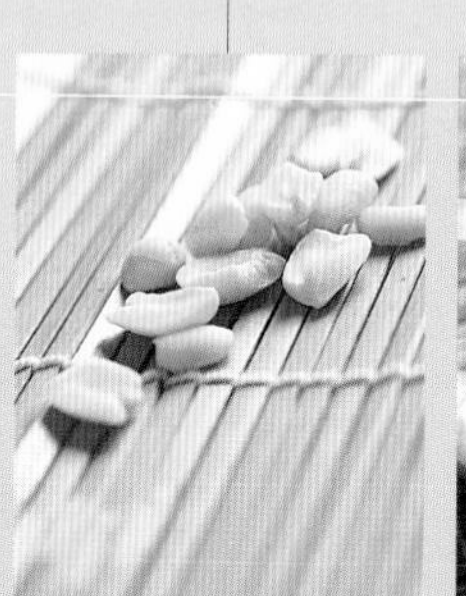

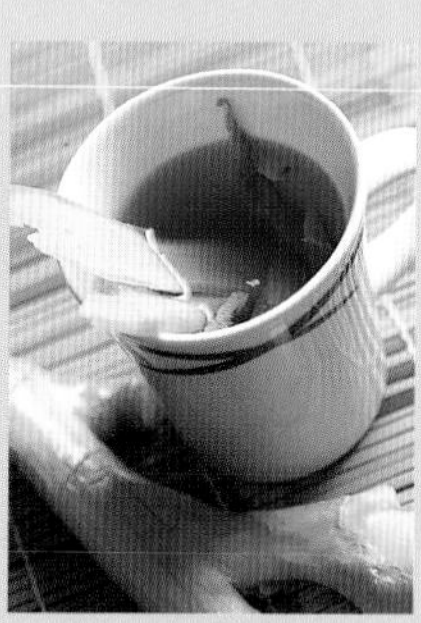

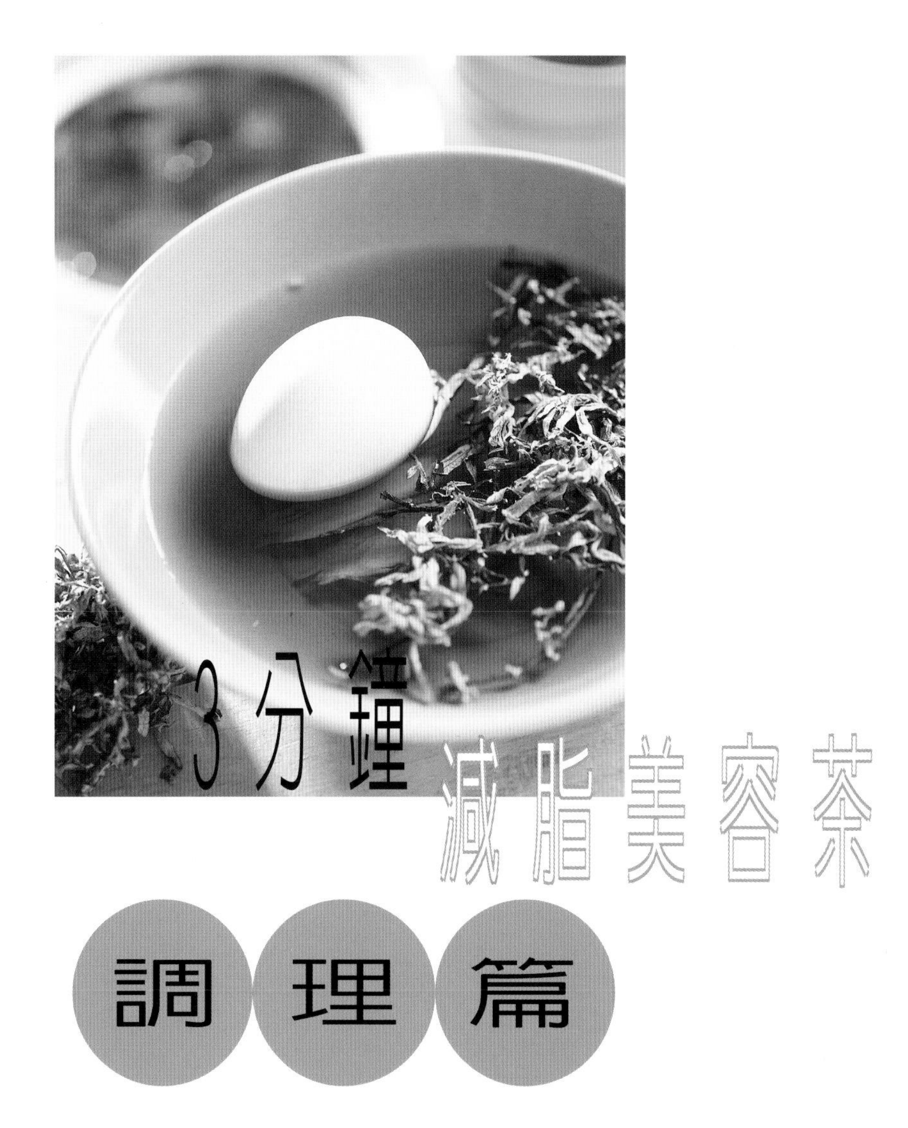

本篇教你調理身子，可不含糊，打從青春期直到更年期，經歷了發育、成長、結婚、生子的過程，每一段都有著不同的感受與不一樣的煩惱、苦悶，這些憂愁的事說大不大，可是說小嘛也不小，如此容易準備的配方及做法，還等什麼？快點動手做，馬上就能春風得意、心想事成喲！

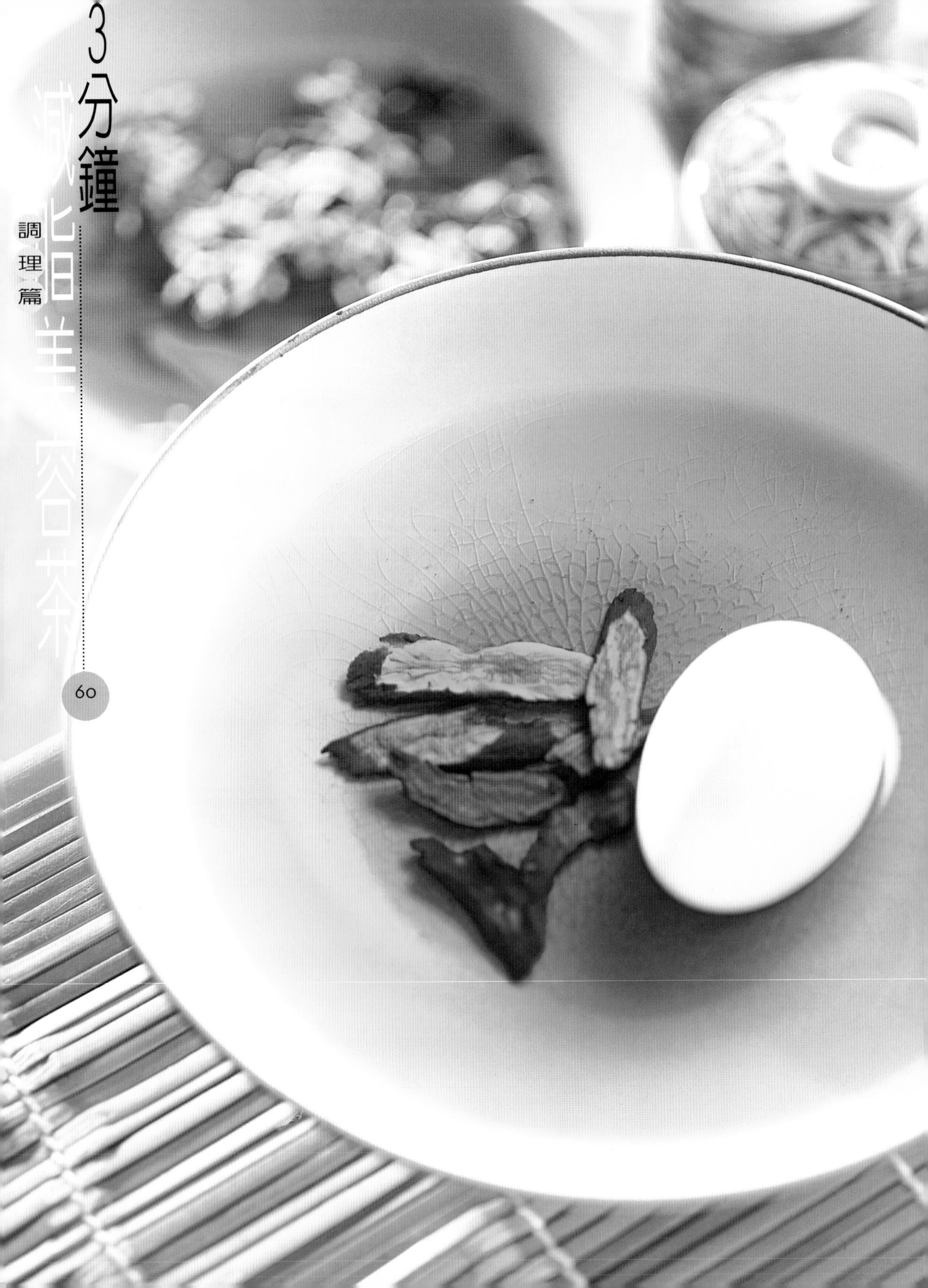

單身貴族

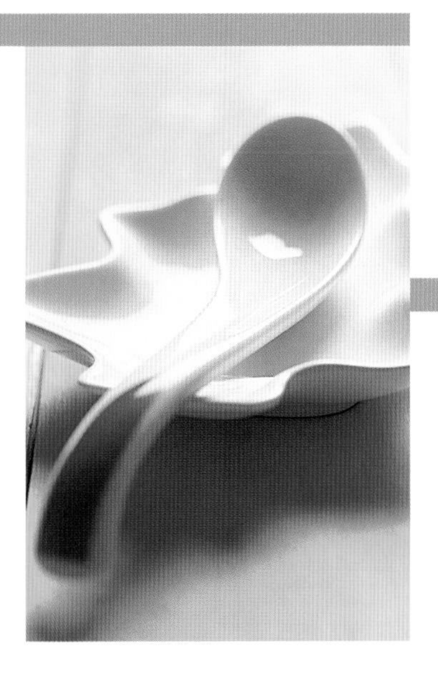

功效：

補血養陰、活血去瘀，主治月經不來、有白帶者。

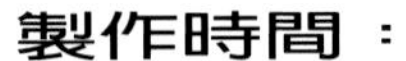

製作時間：

30分鐘

飲用方法：

每天晚餐前飲用。

材料：

丹參30g.、雞蛋2個

做法：

1.鍋中倒入適量水（需蓋過雞蛋）。
2.再放入丹參與蛋煮30分鐘，喝湯吃蛋。

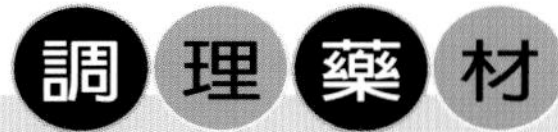
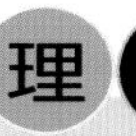
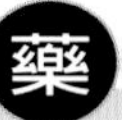
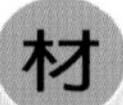

調理藥材

丹參：

味苦，性平，能調月經、破舊血生新血、除煩熱，功兼四物為女科要藥。

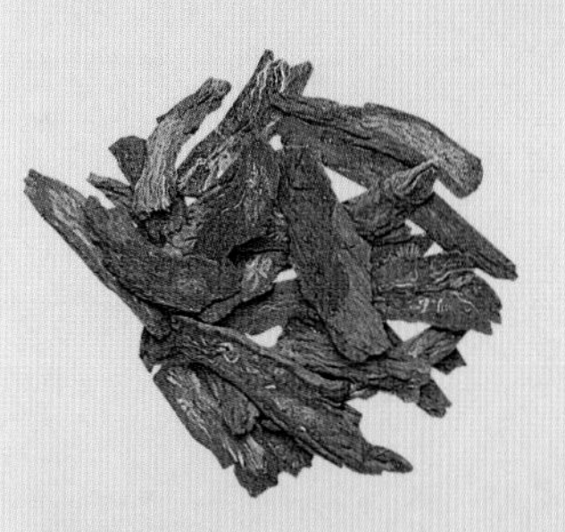

雞蛋：

具補血養陰、潤燥、活血通經、治經中痛及月事不順的效果，為調理聖品。

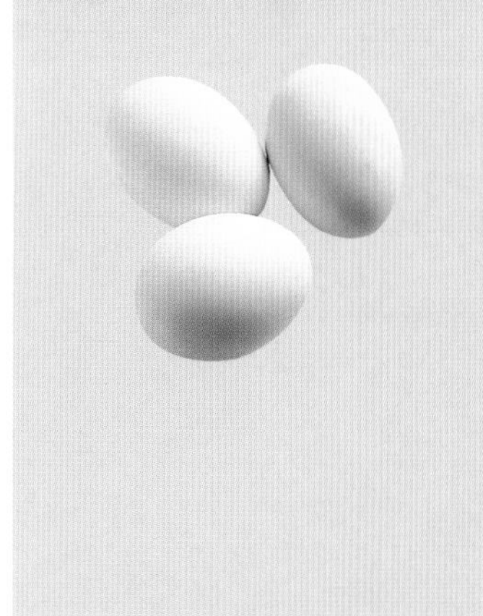

治經來腹痛

益母蛋

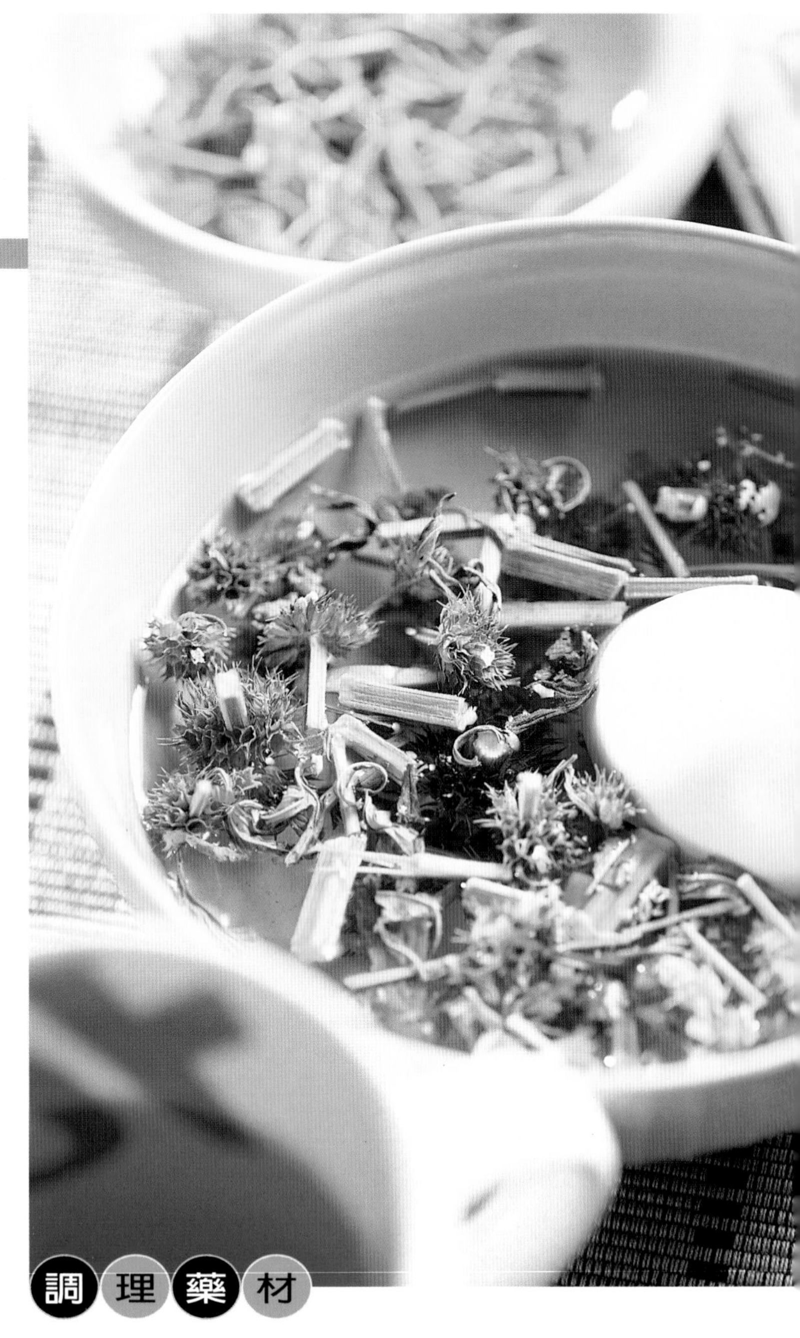

功效：

活血通經，治經痛、月事不順。

製作時間：

10分鐘

飲用方法：

每天晚餐前飲用。

材料：

益母草30g.、雞蛋2個

做法：

1鍋中倒入適量水，放入益母草及雞蛋，煮約10分鐘至蛋熟。

2.蛋熟去殼後，再放入茶水中稍煮一下，吃蛋喝湯即可。

調理藥材

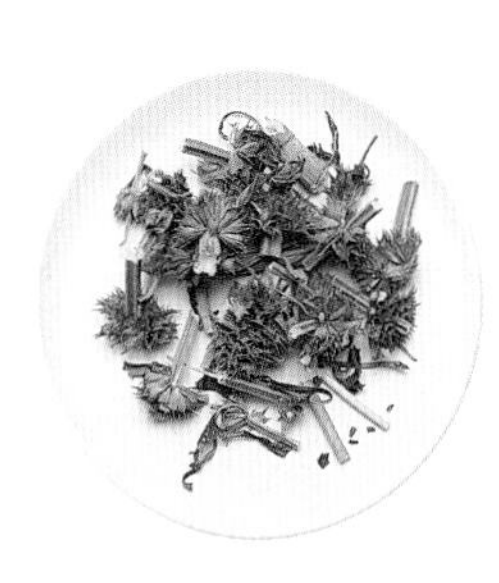

益母草：

味辛苦，性微寒，能去瘀生新血、調經解毒，主治血暈、血崩等症狀。

雞蛋：

可補血養陰、潤燥、活血通經、治經中痛及月事不順，為調理聖品。

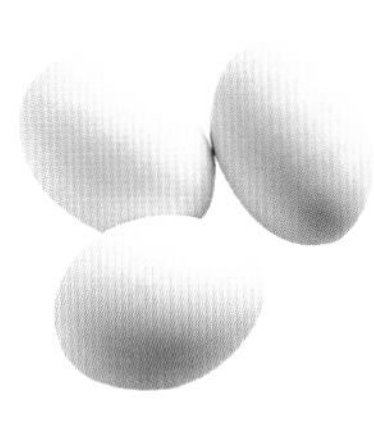

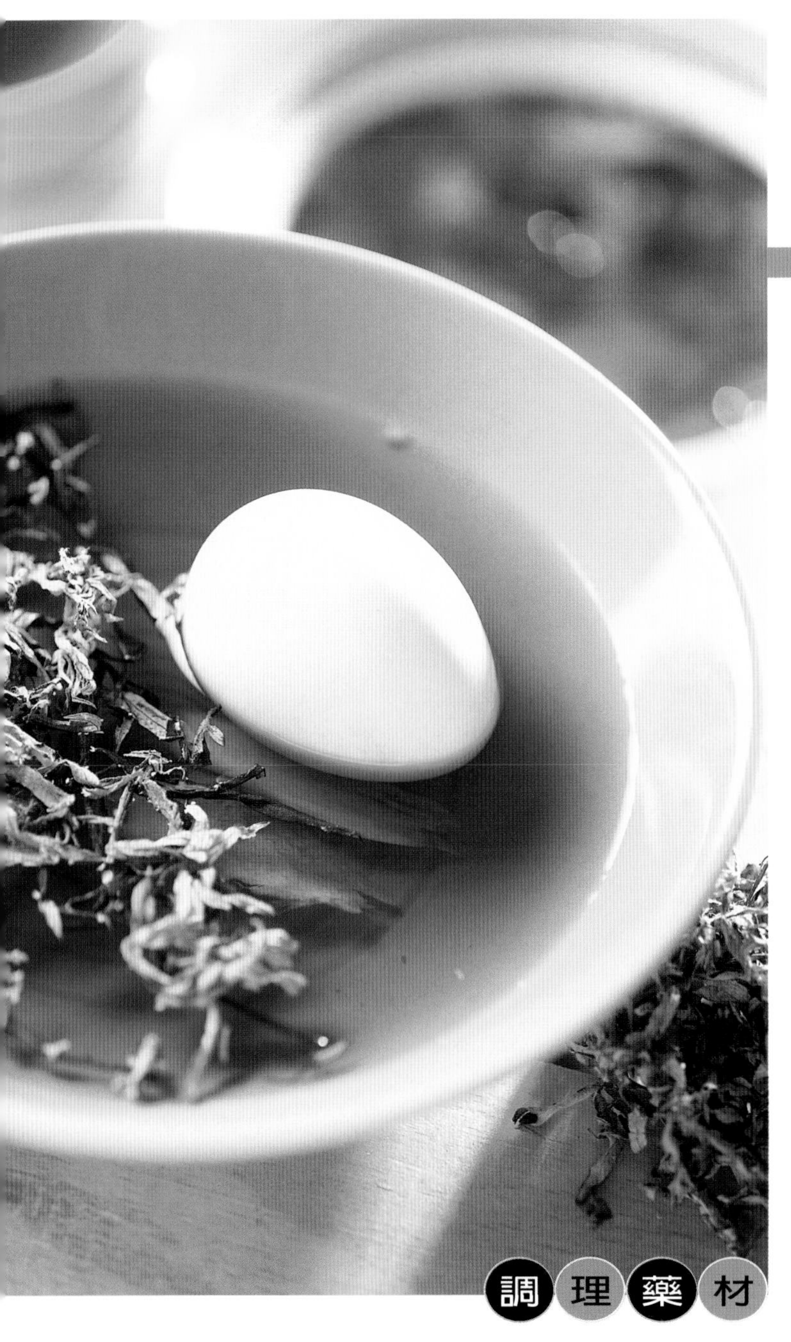

治經後腹痛

艾將湯

功效：

溫宮散寒，適於消除經後腹痛、調和氣血的功效。

製作時間：

10分鐘

飲用方法：

每天晚餐前飲用，連吃7天即可改善。

材料：

艾葉10g.、生薑15g.

雞蛋2個

做法：

1.鍋中倒入適量水。

2.再放入所有材料煮約10分鐘至蛋熟即可，喝湯吃蛋。

調理藥材

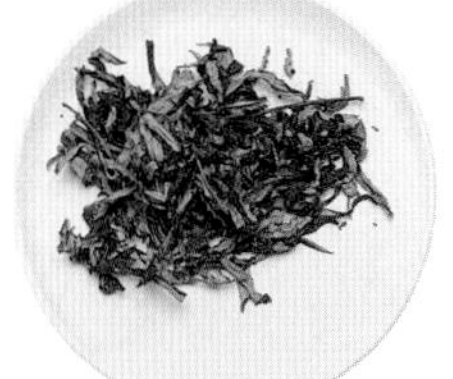

艾葉：

味苦辛，性溫，具理氣血、逐寒濕、暖子宮、調經安胎的效果。

生薑：

味辛，性溫，可散熱、消水氣、促進血液循環。

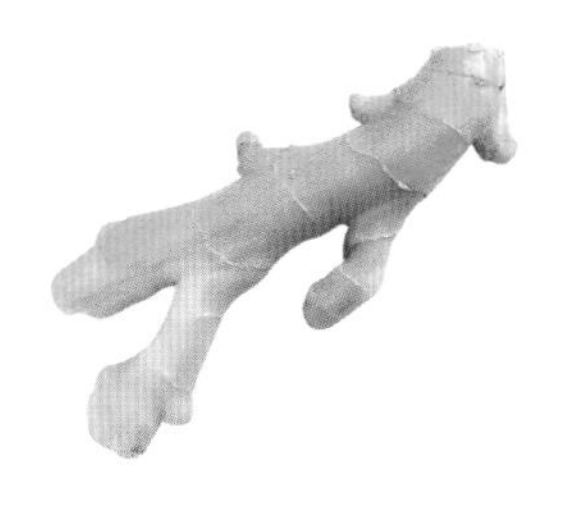

治青春痘

清春茶

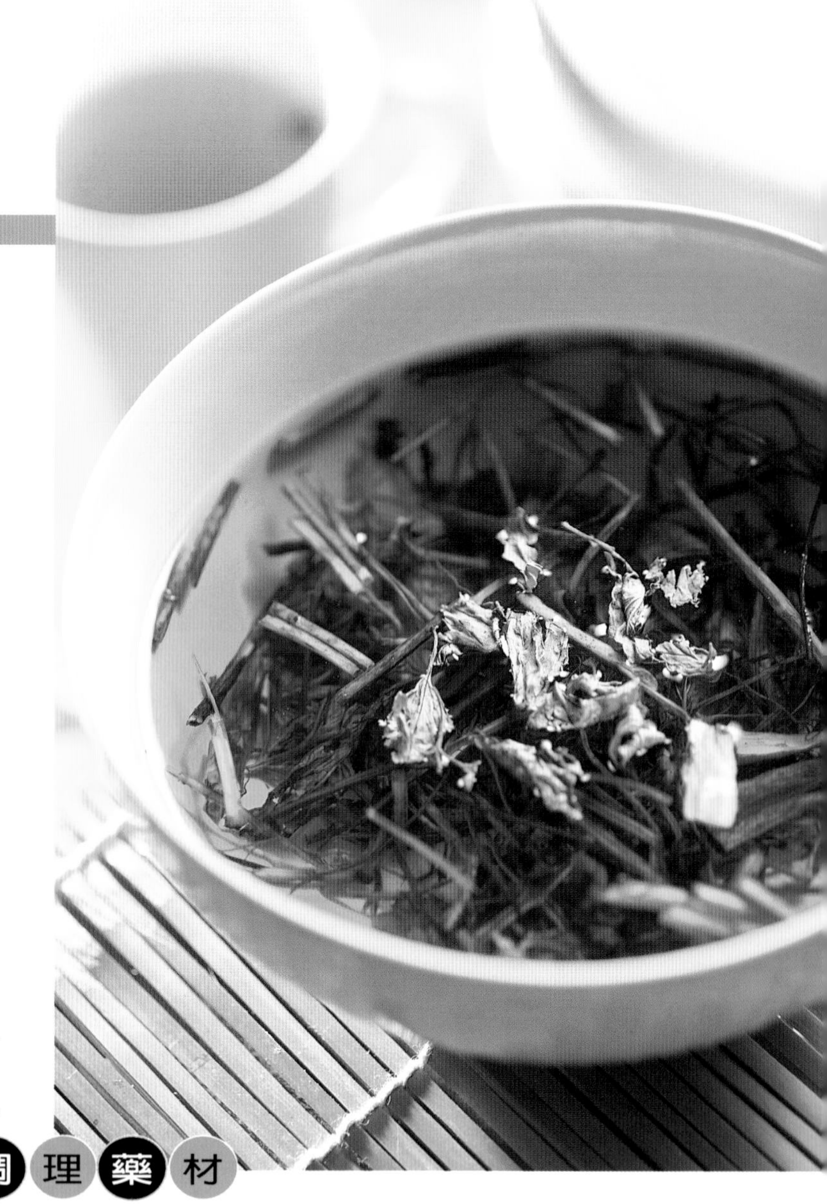

功效：

除臉上痘痘、清肝火。

製作時間：

5分鐘

飲用方法：

每天餐後飲用。

材料：

黃連2g.、薄荷2g.、甘草1片

做法：

1.鍋中倒入300c.c.水，放入黃蓮、薄荷煮5分鐘至沸。

2.將甘草放入碗中，再沖入黃蓮薄荷汁即可。

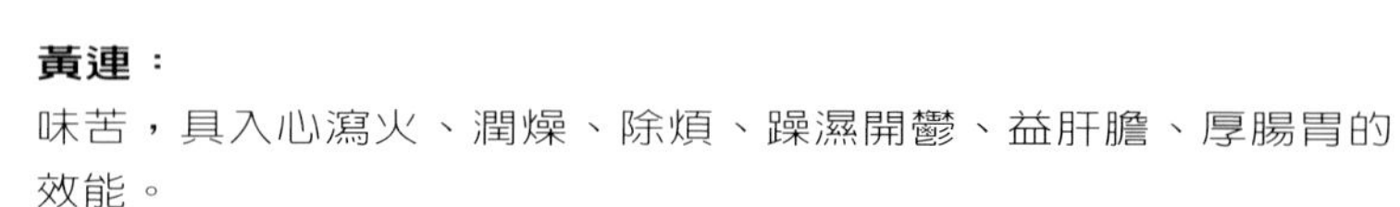

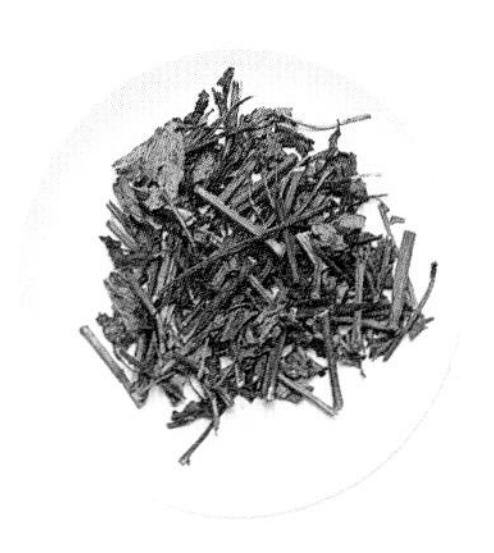

黃連：

味苦，具入心瀉火、潤燥、除煩、躁濕開鬱、益肝膽、厚腸胃的效能。

薄荷：

味辛涼，主治感冒、頭痛、失音、痰嗽口臭、皮膚病、眼耳咽喉、口齒等症狀，也可防中風。

甘草：

味甘，性平，直接含在口中能使氣平順、補脾胃、降火；小火炒過則可氣溫、補元氣，且散皮膚寒氣，屬於協和諸藥、解百藥毒的國寶級藥材。

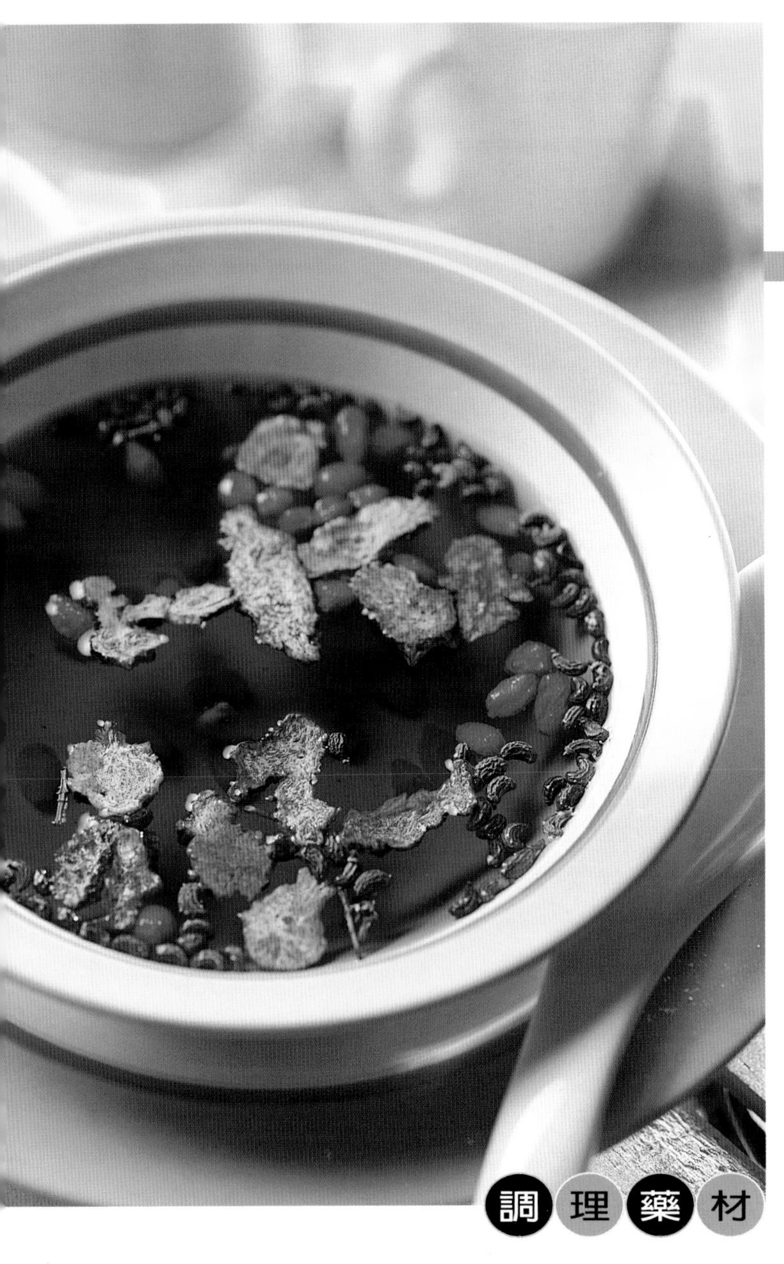

想懷孕

送子湯

功效：
補腎強精，有助懷孕，男女皆可飲用。

製作時間：
5分鐘

飲用方法：
每天早晚空腹各飲用一次。

材料：
枸杞子10g.、女貞子5g
覆盆子5g.

做法：
1.鍋中倒入300c.c.水煮沸，再放入女貞子、覆盆子煮3分鐘。
2.枸杞子放入碗中，將煎好的藥汁沖入即可。

調理藥材

枸杞子：
味甘，性平，可潤肺清肝、滋腎益氣、生精助陽、補虛勞、強筋骨、去風濕、明目、利大小便。

女貞子：
味甘微苦，性平，具益肝腎、安五臟、強腰膝、明耳目的效能。

覆盆子：
味甘，性微溫，能益腎固精、補肝明目，也可治陽痿、尿多、不孕症狀。

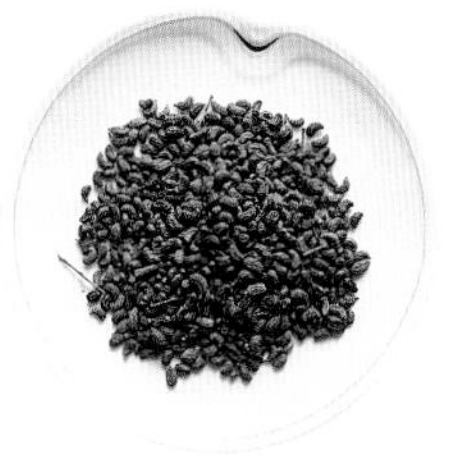

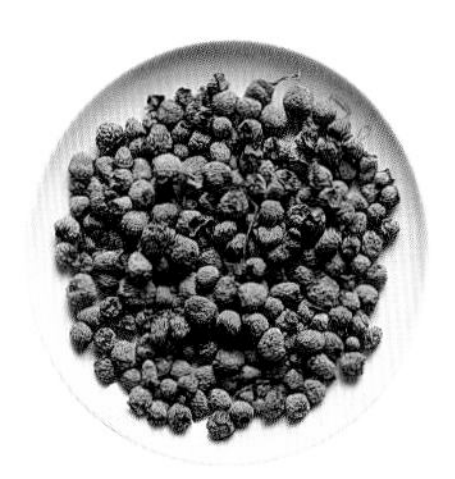

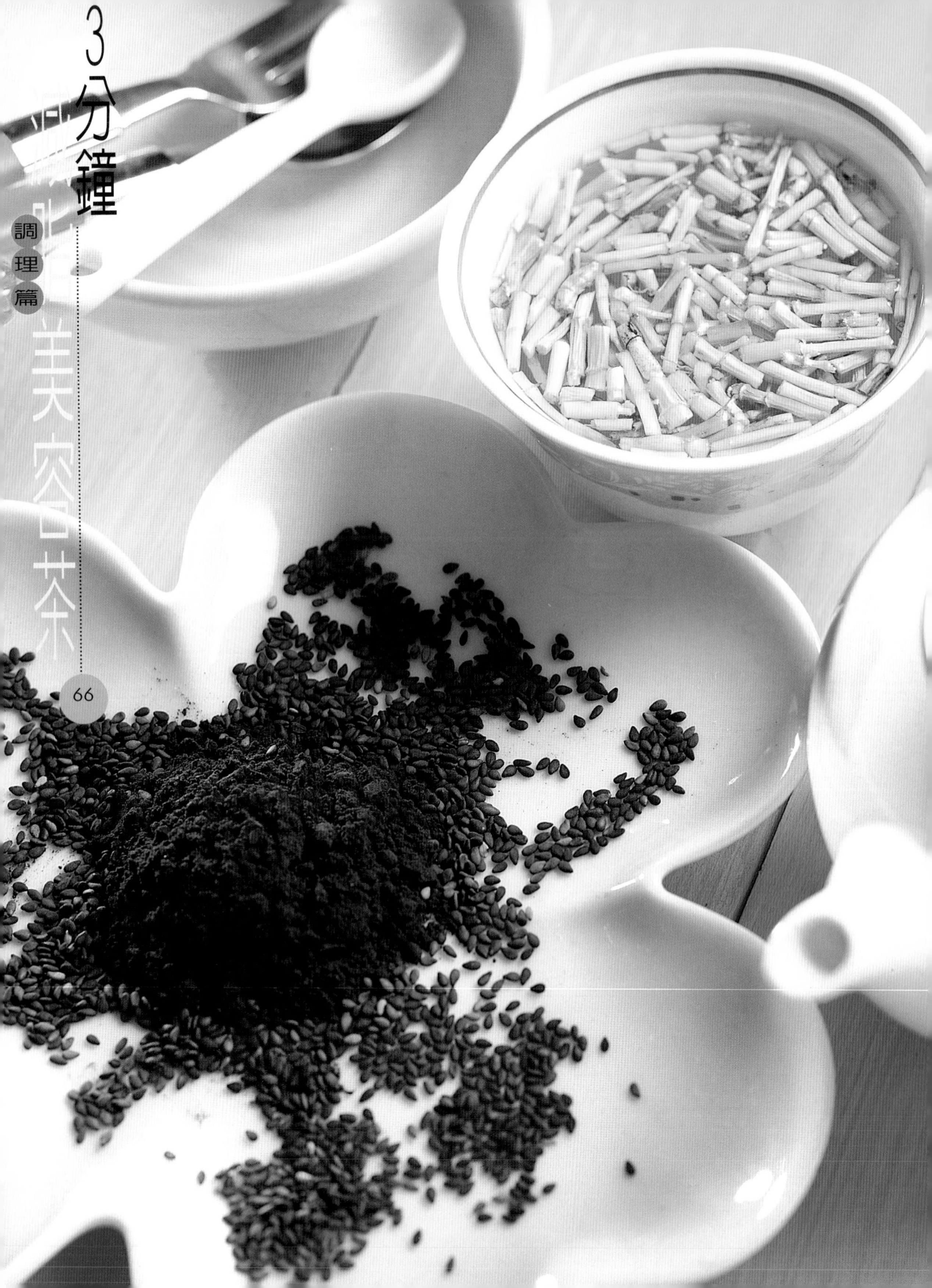

治胎動不安，習慣性流產

固胎散

功效：

對於習慣性流產者有神功。

製作時間：

1分鐘

飲用方法：

從懷孕開始，每天早晚空腹各服9g.。

材料：

杜仲末（杜仲粉）100g.
黑芝麻15g.

做法：

1.取一密封罐裝入杜仲末、黑芝麻。

2.以小湯匙攪拌均勻即可食用。

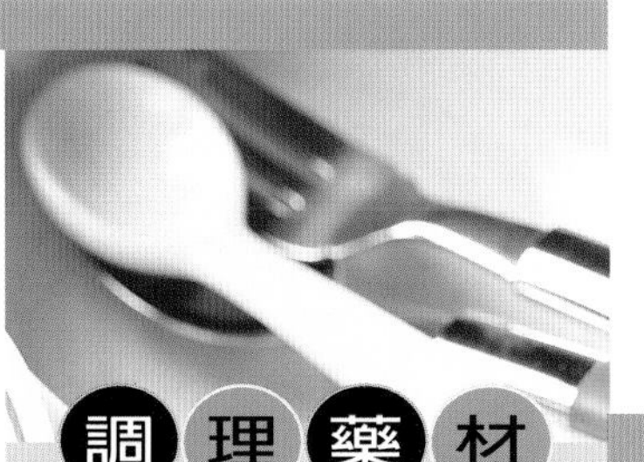

調理藥材

杜仲：

味甘為辛，性溫，具潤肝燥、補肝虛、健腎強筋的效果，主治腰膝酸痛、胎漏胎墜。

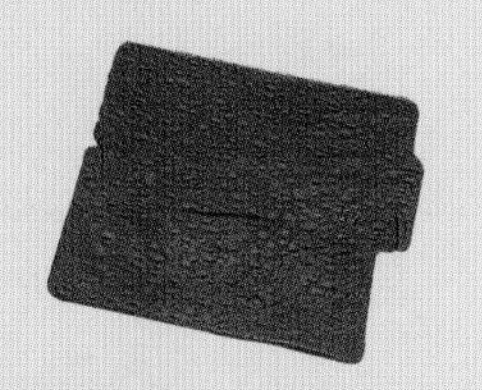

黑芝麻：

味甘，性平，可補肺氣、益肝腎、堅筋骨、明耳目、耐飢渴。

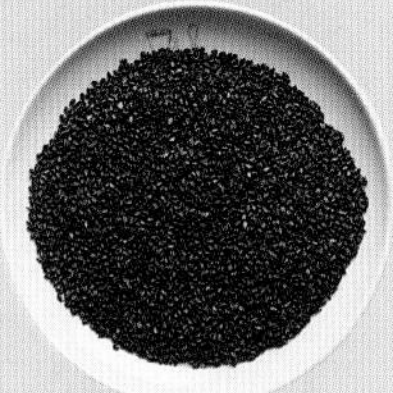

白茅根：

味甘，可入心脾胃、補中益氣、除伏熱、止血、止打嗝。

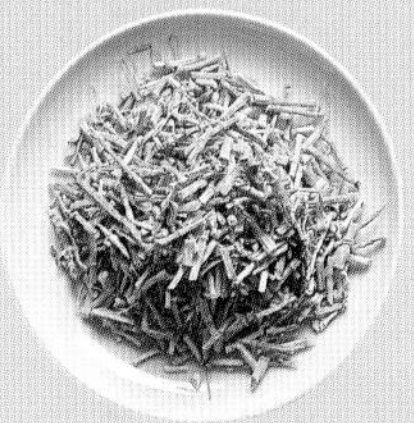

治胎動不安

胎安飲

功效：

治動胎不安，心神煩熱或漏血。

製作時間：

7分鐘

飲用方法：

不拘時間，一天內分三次喝完。

材料：

白茅根100g.

做法：

1.鍋中倒入1,500c.c.水煮沸。

2.再放入白茅根煮5分鐘即可。

治產後無乳，讓雙峰挺拔

玉泉花生

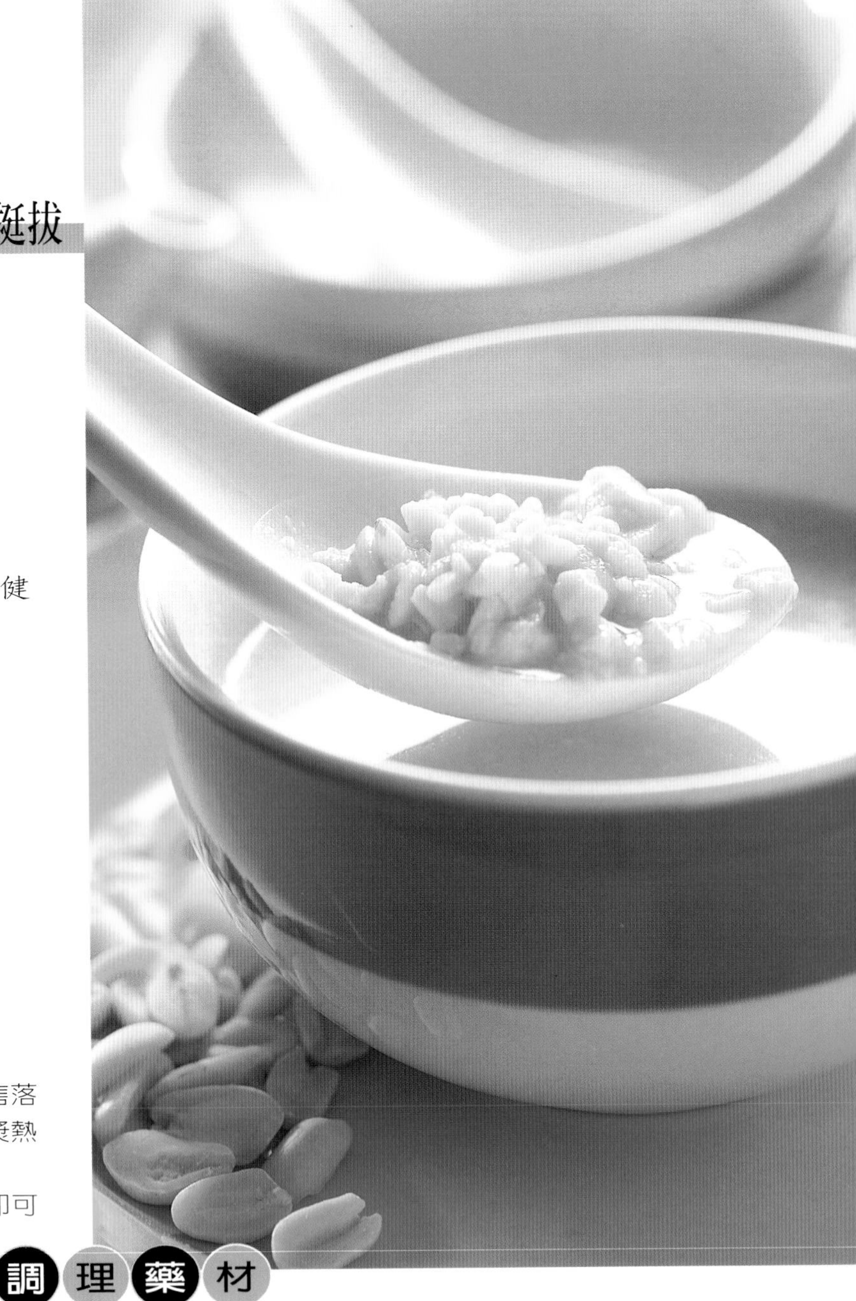

功效：

可通乳汁、氣血足、健脾胃，乳汁自然下。

製作時間：

3分鐘

飲用方法：

每天餐前飲用。

材料：

花生仁30g.
市售豆漿200c.c.

做法：

1.將花生仁蒸熟（或市售落花生）搗碎置碗中，豆漿熱過（或市售熱豆漿）。

2.以熱豆漿沖入花生仁即可服用。

調理藥材

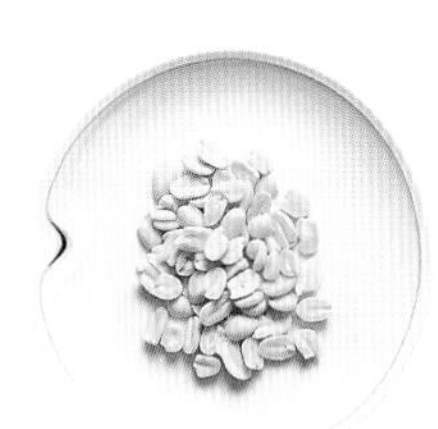

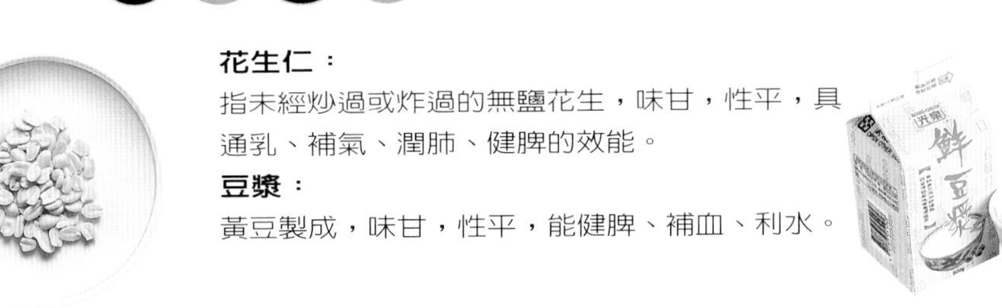

花生仁：

指未經炒過或炸過的無鹽花生，味甘，性平，具通乳、補氣、潤肺、健脾的效能。

豆漿：

黃豆製成，味甘，性平，能健脾、補血、利水。

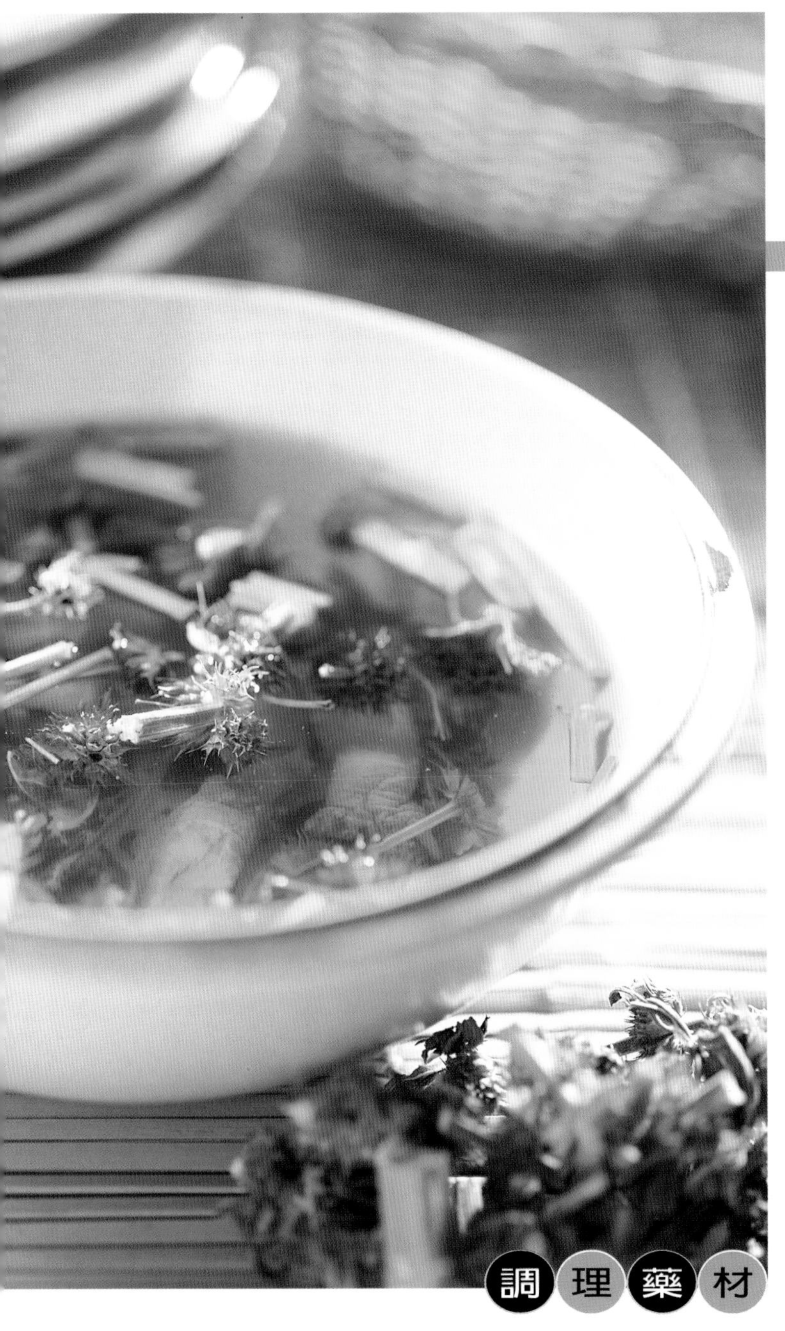

治產後惡露不絕

參草茶

功效：

補氣血、去瘀滯，對於產後一個月惡露仍淋漓不斷有特效。

製作時間：

5分鐘

飲用方法：

每天早晚空腹各服一次。

材料：

黨參15g.、益母草60g.
紅糖3g.

做法：

1鍋中倒入400c.c.水，放入黨參及益母草煮5分鐘至沸。
2.最後加糖攪勻，濾渣後倒入碗中即可。

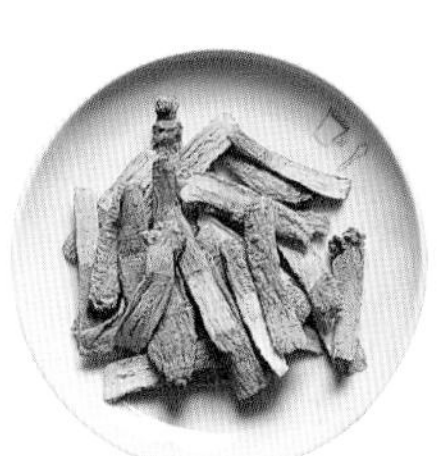

黨參：

味甘，性平，具補中益氣、生津養血的功效。

益母草：

味辛苦，性微寒，可去瘀生血、調經解毒，主治血暈、血崩等症狀，為經產良藥。

紅糖：

味甘淡，能退熱除煩、補中益氣。

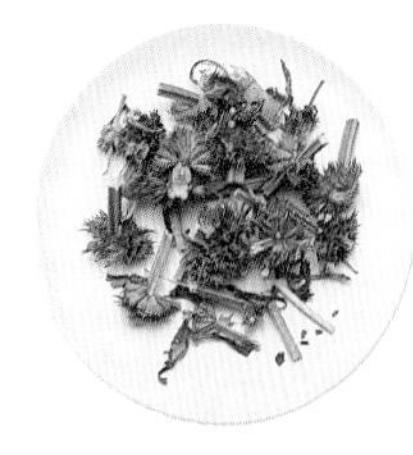

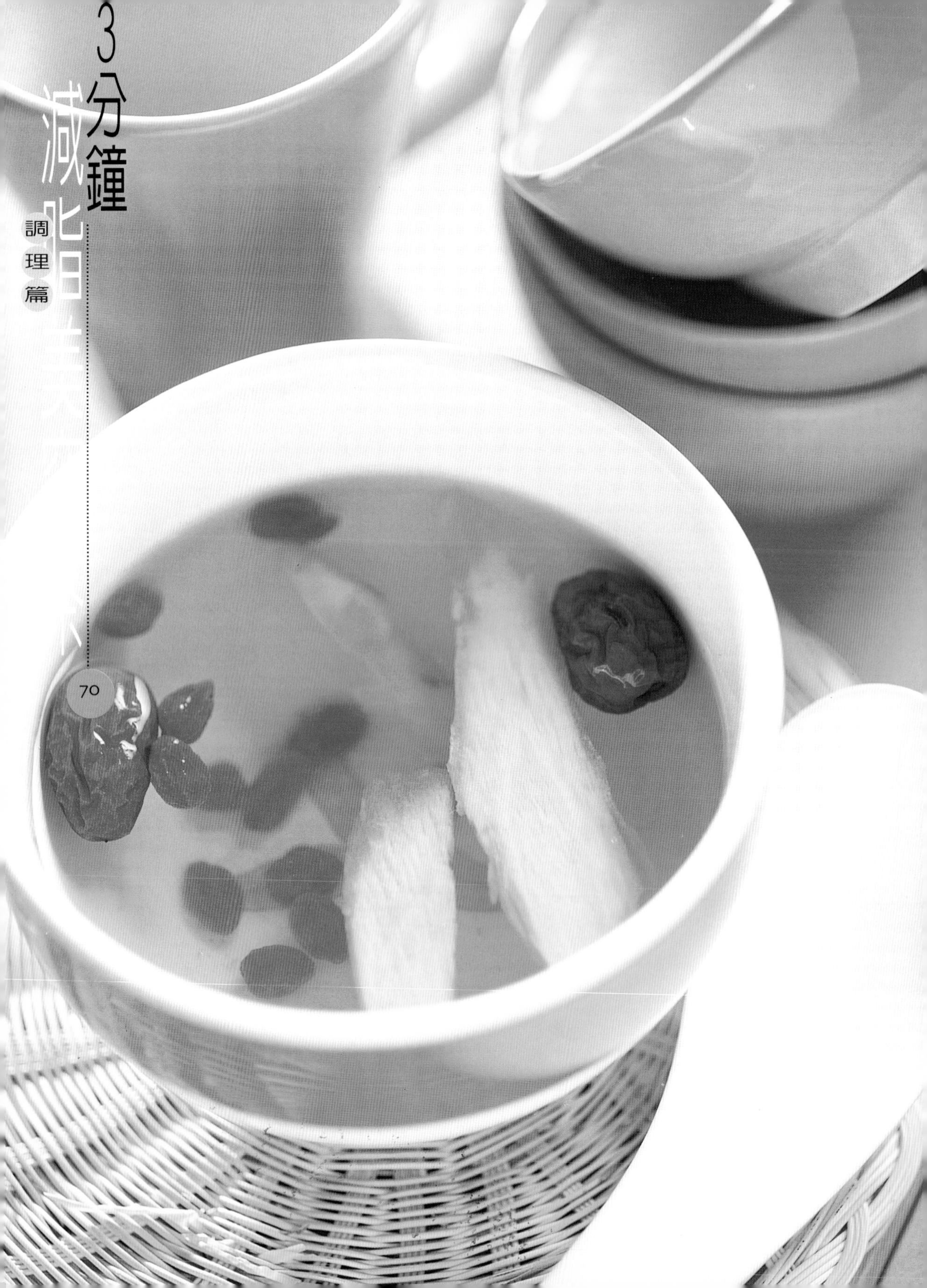

賞心悅目茶

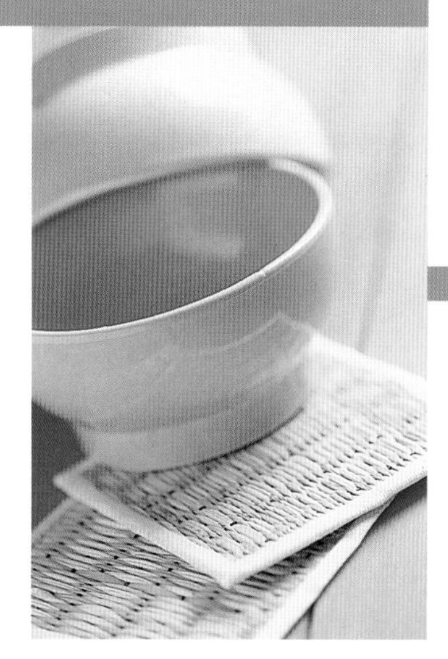

功效：

對於更年期障礙者有回復青春之效。更年期綜合症是指婦女即將停經前後，或子宮、卵巢切除手術後，所出現的潮熱、煩躁、失眠、心悸、冒冷汗、眩暈等莫名奇妙的神經障礙症狀。

製作時間：

2分鐘

飲用方法：

不拘時間飲用。

材料：

枸杞子30g.、生薑皮3片、紅棗10個

做法：

1.將全部材料置於杯中，以500c.c.熱水沖泡。
2.稍浸泡數分鐘即可飲用。

調理藥材

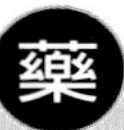
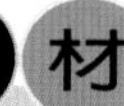

枸杞子：

味甘，性平，能潤肺清肝、滋腎益氣、生精助陽、補虛勞、強筋骨、去風濕、明目、利大小便。

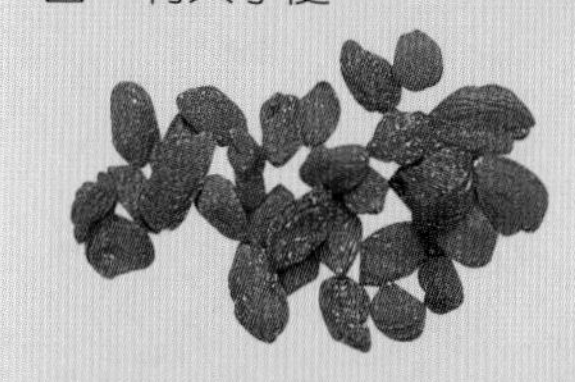

紅棗：

即大棗，味甘甜，性溫，具滋脾胃、潤心肺、生津止渴、悅顏色、通九竅、和百藥的功效。

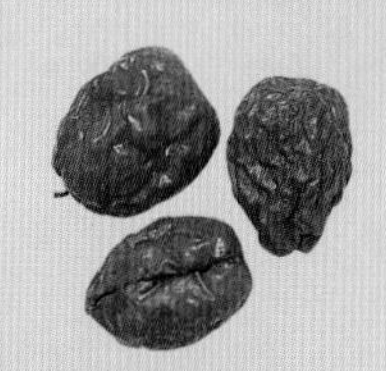

生薑皮：

味辛涼，可解鬱調脾、化痰下食、和脾行水。

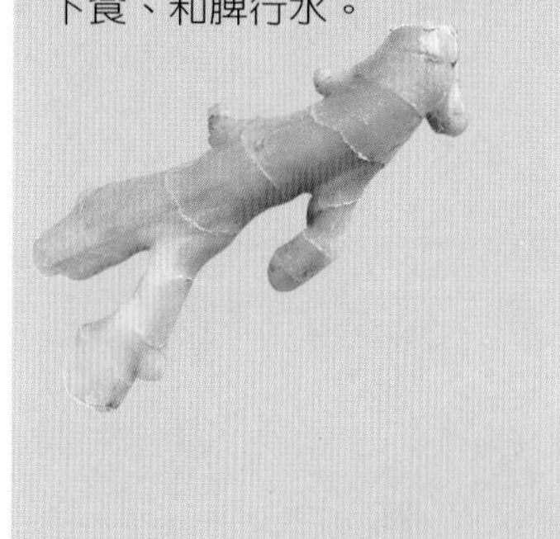

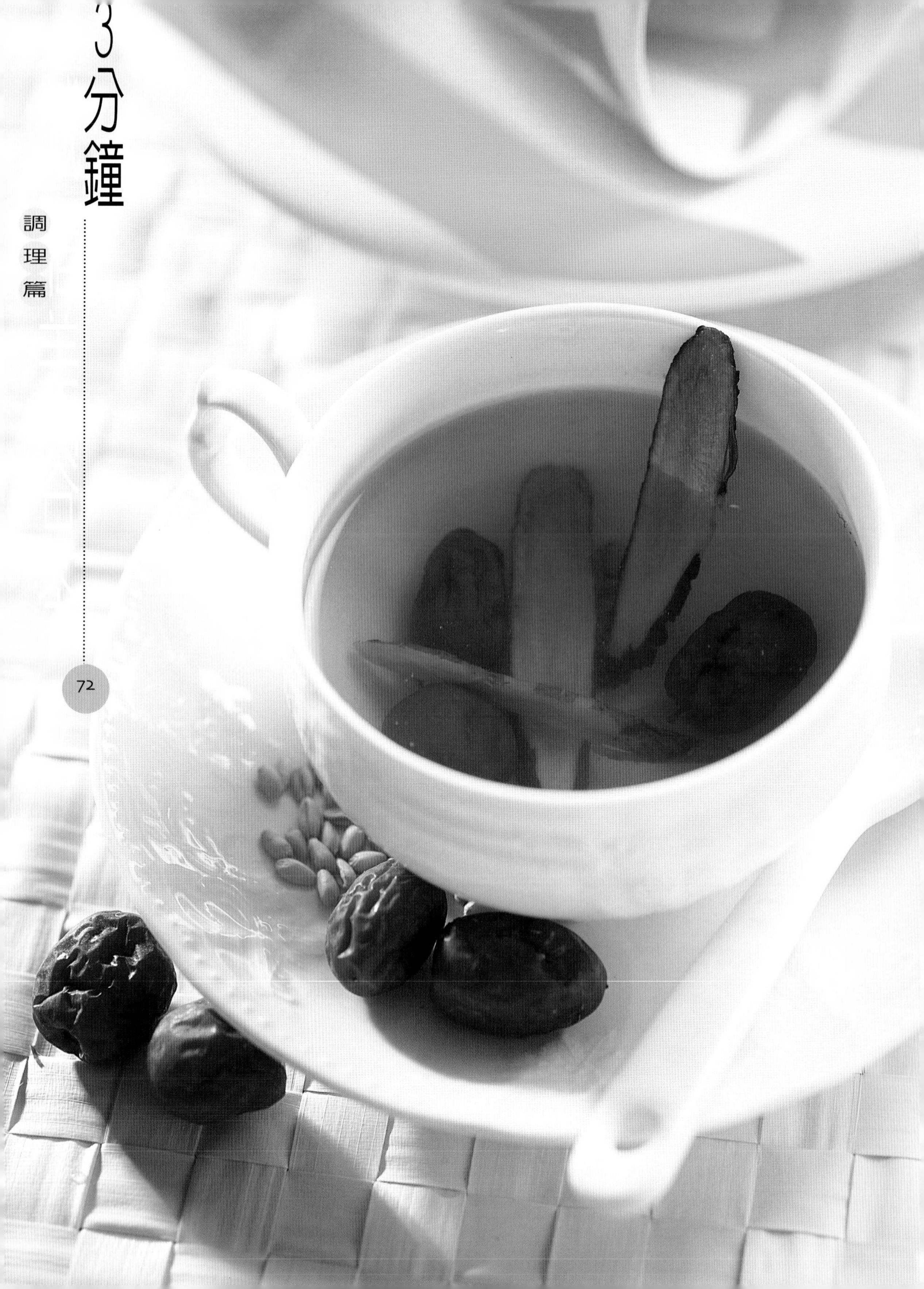

甘麥大棗湯

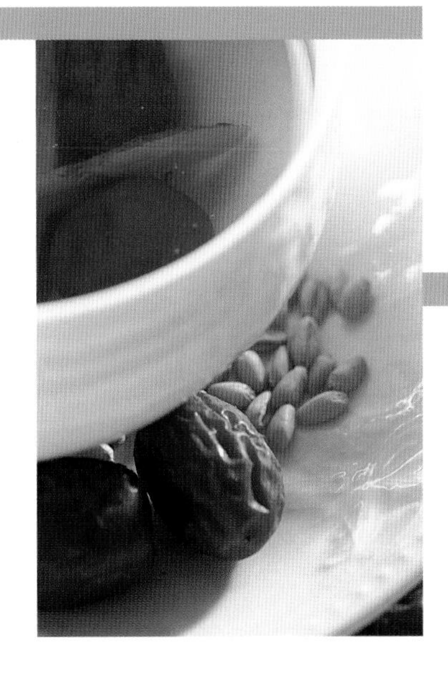

功效：

主治神經衰弱、喜怒無常、情緒不安、鬱鬱寡歡、自言自語、妄想、健忘者。

製作時間：

5分鐘

飲用方法：

每天餐後飲用，至少一次。

材料：

甘草5g.、浮小麥30g.、紅棗10個

做法：

1.鍋中倒入300c.c.水煮沸，再放入所有材料煮3分鐘。
2.去渣後即可倒入杯中服用。

調理藥材

甘草：

味甘，性平，直接含在口中能使氣平順、補脾胃、降火；小火炒過則可氣溫、補元氣，且散皮膚寒氣，屬於協和諸藥、解百藥毒的國寶級藥材。

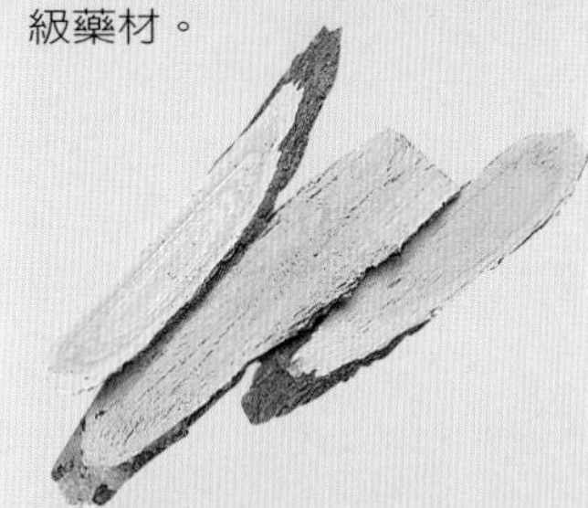

浮小麥：

味鹹，性微寒，可補腎則腦充、養心除煩。

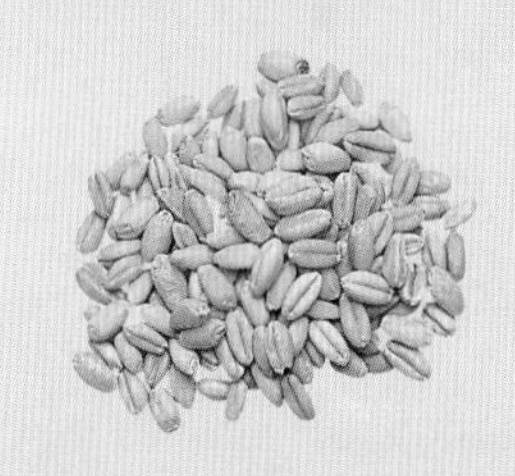

紅棗：

即大棗，味甘甜，性溫，能滋脾胃、潤心肺、生津止渴、悅顏色、通九竅、和百藥。

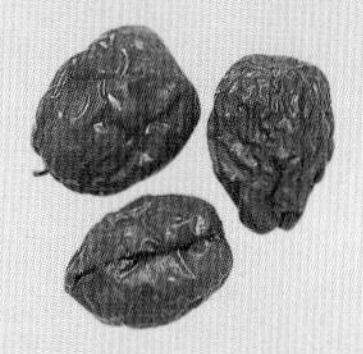

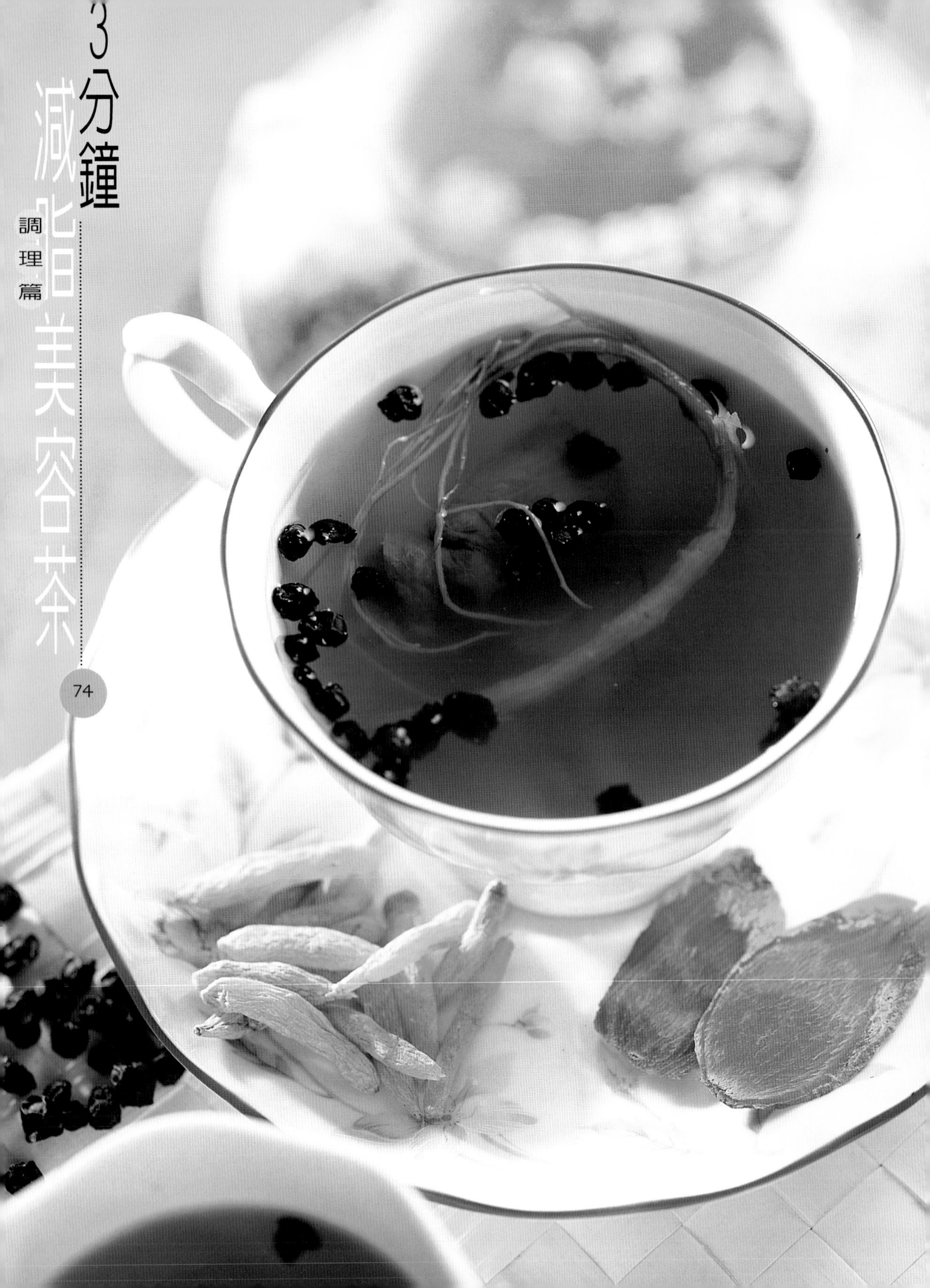

生脈飲

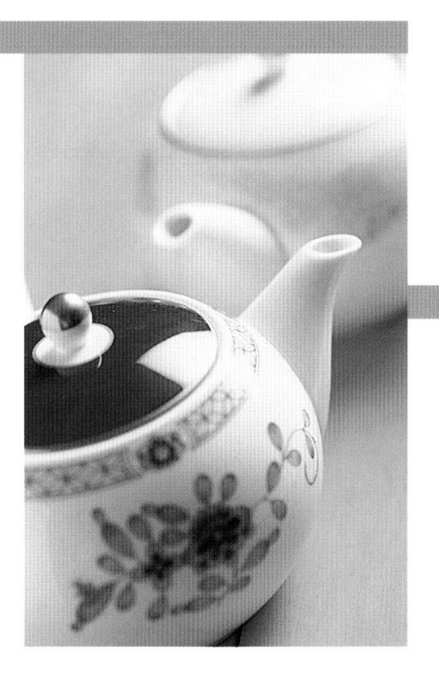

功效：

主治熱傷元氣、煩熱口渴、氣短倦怠。

製作時間：

5分鐘

飲用方法：

每天餐後飲用。

材料：

人參3片、麥門冬5粒、五味子7粒

做法：

1.鍋中倒入250c.c.水煮沸。
2.再放入所有材料煮3分鐘，裝杯即可飲用。

＊夏天飲用時，也可以參鬚替代五味子。
＊夏天煮好濾渣後入加冰糖並冷藏，酸甜滋味將可比美養樂多喔；冬天加紅糖具有提神的功效。

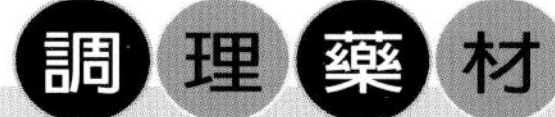
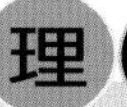
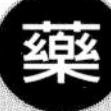
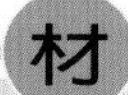

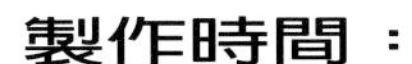

調理藥材

人參：
生甘苦微涼、熟甘性溫，具大補元氣、明目開心、除煩渴、通血脈的效果。

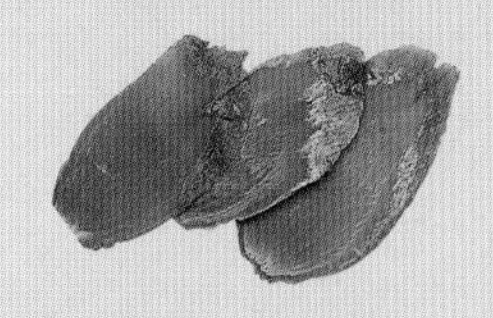

麥門冬：
味甘微苦，能清心潤肺、消痰止嗽、瀉熱除煩、清心潤燥、目明、悅顏色。

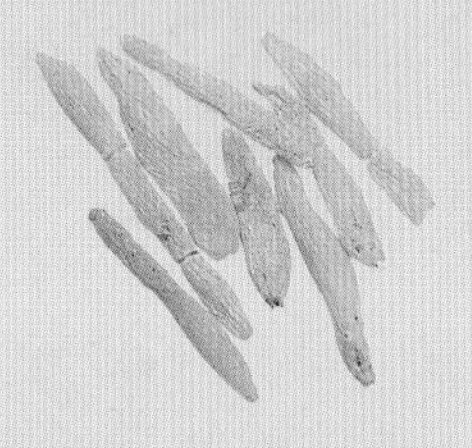

五味子：
五味具備（酸苦甘辛鹹），性溫，可補肺腎、益氣生津、除煩渴、消水腫、退熱止汗、解酒毒。

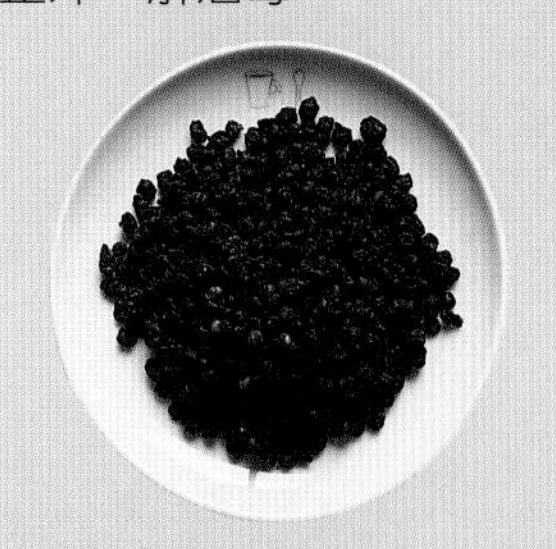

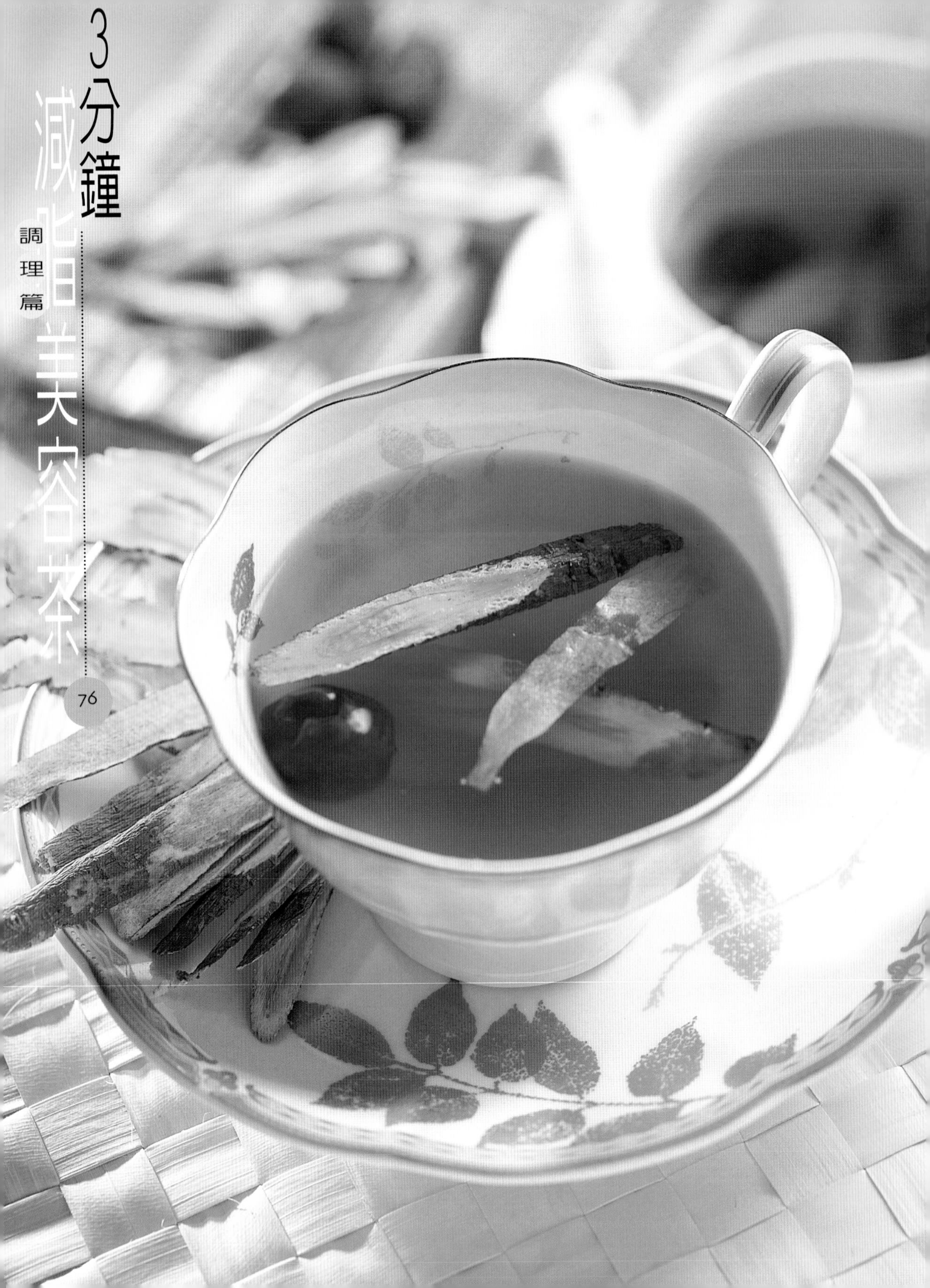

熱身茶

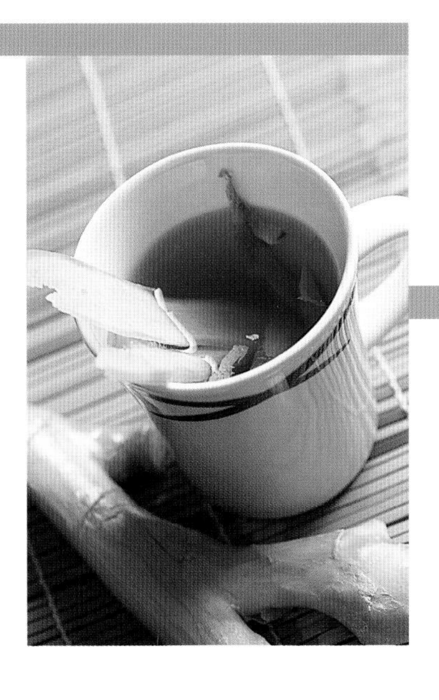

功效：

增強體力、保持元氣、增加免疫力。

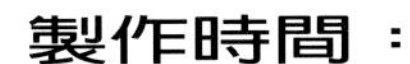

製作時間：

5分鐘

飲用方法：

每天午餐前飲用。

材料：

黃耆5片、當歸1片、紅棗3個、生薑1片

做法：

1.鍋中倒入300c.c.水，放入黃耆、當歸、薑片煮5分鐘至沸。
2.紅棗以熱水燙過置入杯中，將茶汁沖入杯中即可。

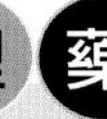
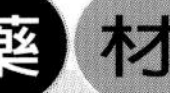

調理藥材

黃耆：

味甘，性溫，可補氣固表（皮膚）、益元氣、壯脾胃、生血生肌。

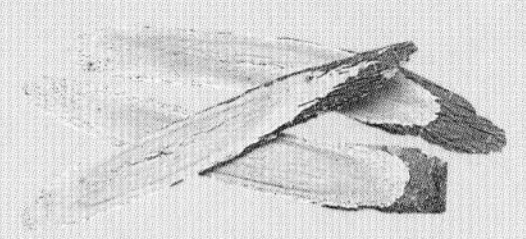

當歸：

味辛苦甘，性溫，具活血補血、助心散寒的效能。

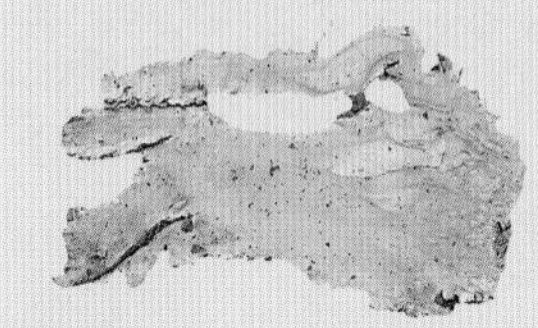

紅棗：

即大棗，味甘甜，性溫，能滋脾胃、潤心肺、生津止渴、悅顏色、通九竅、和百藥的效能。

生薑：

味辛涼，具解鬱調脾、化痰下食、和脾行水的功效。

食物宜忌與血型

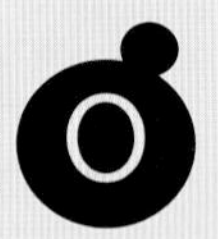

O型——

宜：

大魚大肉及南瓜子、鈣片、水果等。

忌：

麥製品、奶類、柳丁、椰子、大白菜、花菜。

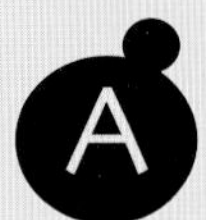

A型——

宜：

穀類、豆類、洋蔥、香菇、綠茶，吃素爲佳。

忌：

肉類、奶類、柑橘類。

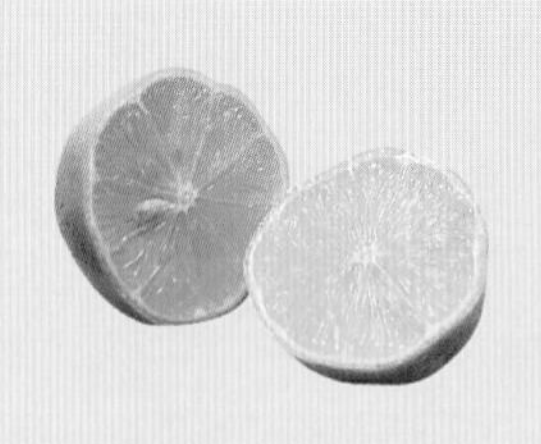

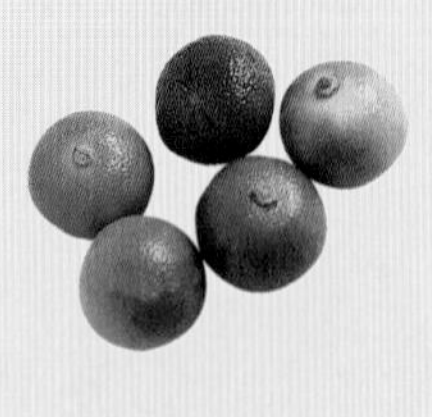

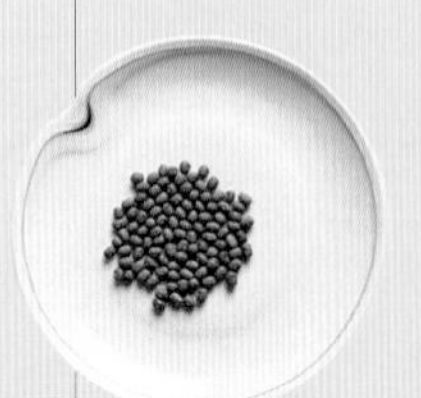

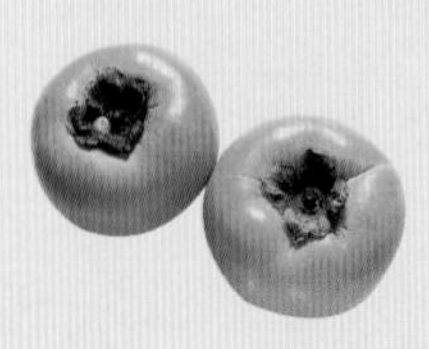

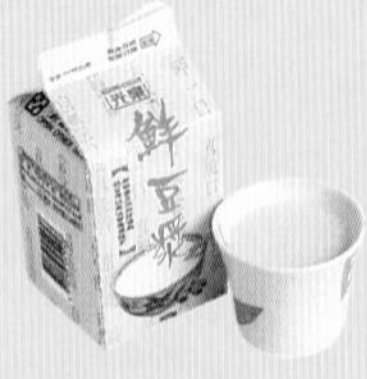

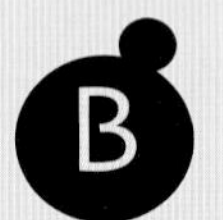

B型——

宜：

羊肉、奶類、海魚、米類、大白菜。

忌：

雞肉、番茄、鮭魚、有殼海鮮、堅果類。

AB型——

宜：

蔬菜、水果、奶類、蛋、無殼海鮮。AB型的人融合了A與B的基因優點，可吃奶類、海鮮，吃素亦佳。

忌：

香蕉、芒果、番茄、有殼海鮮、堅果類。

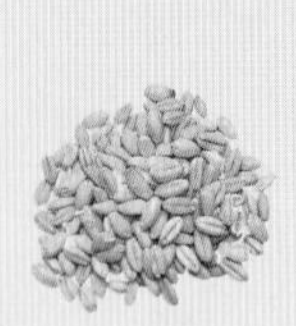

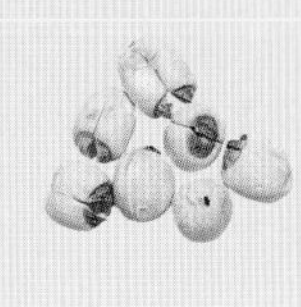

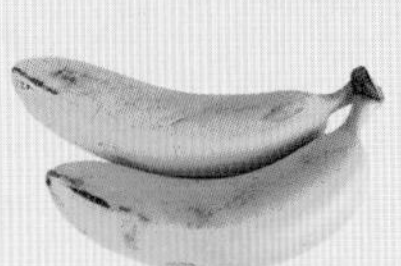

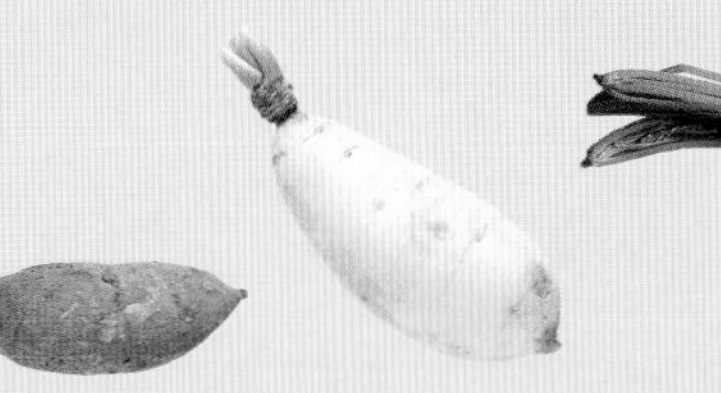

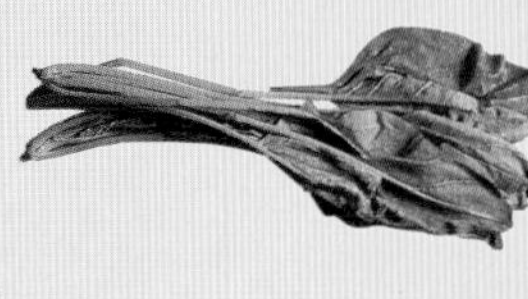

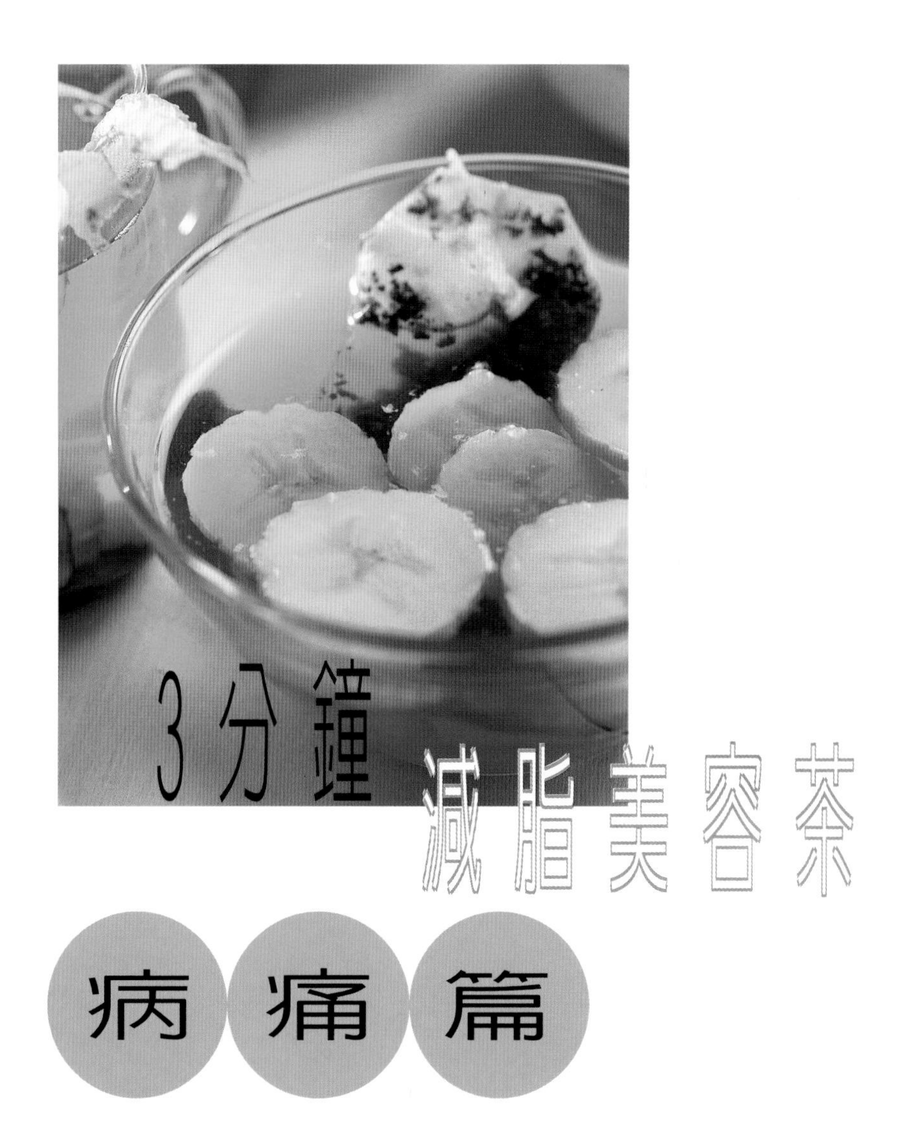

病痛篇

俗語說：「痛則不通，通則不痛。」有些病痛，痛起來真的很要命，所以，平常就要注重保健，正是，預防勝於治療。本篇的治病方法有很多種，都是簡單易煮的，因為病痛來臨時，根本沒有太多的時間與心思去準備藥茶，現在，請你仔細看內容，是不是很快就可以上桌！

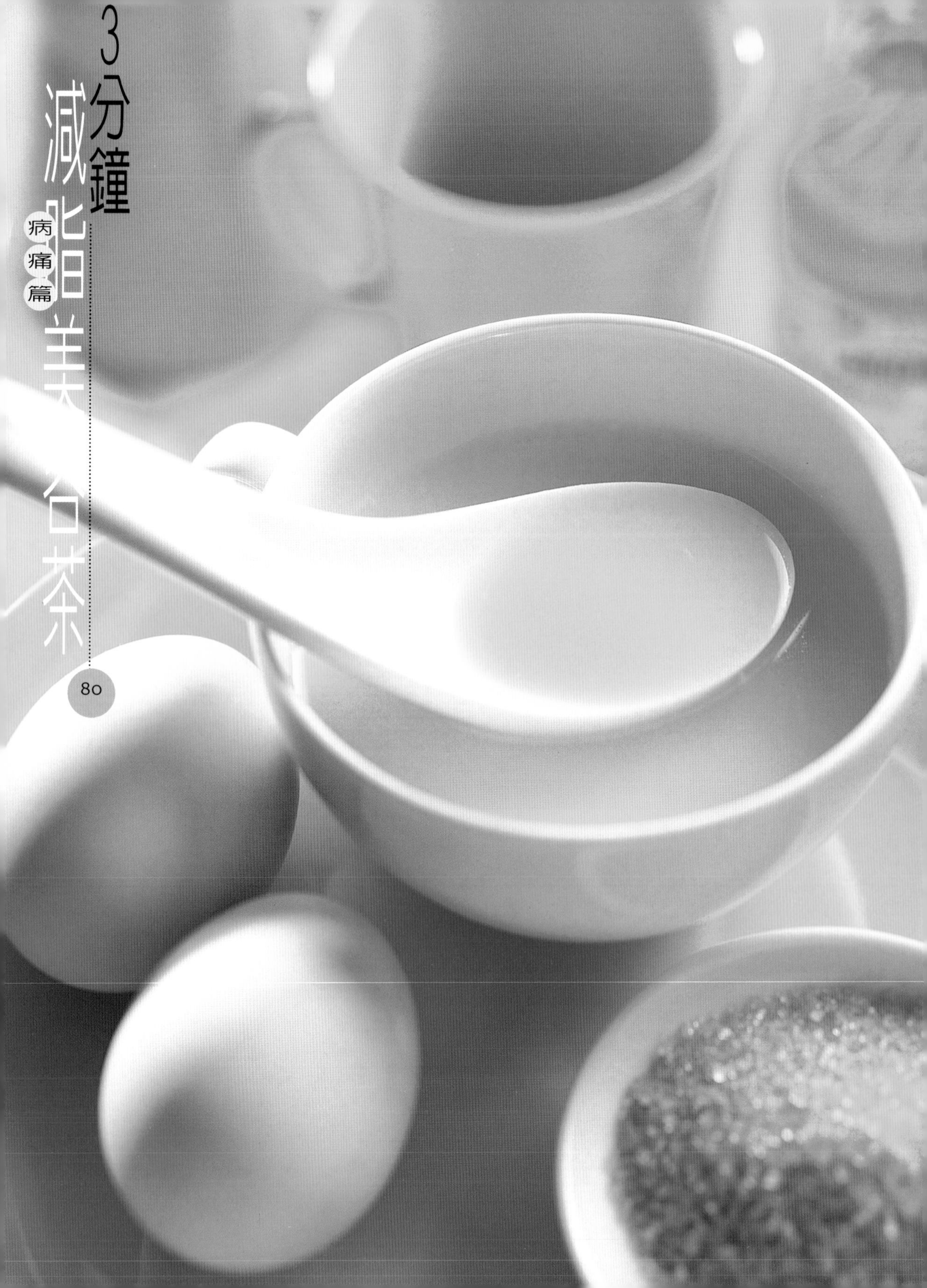

醋蛋飲

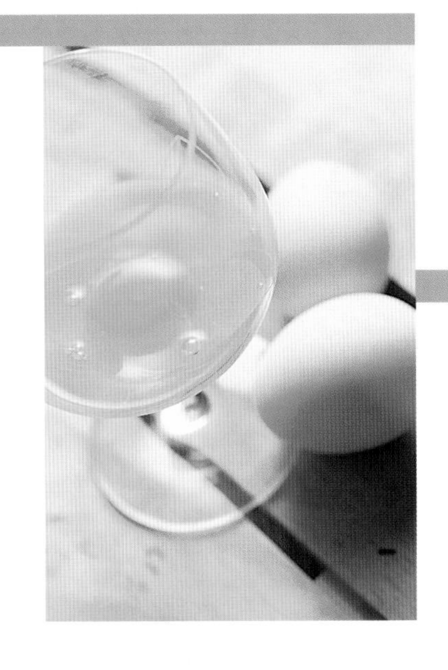

功效：
適於冠心病者。

製作時間：
1分鐘

飲用方法：
每天早餐後飲用。

材料：
雞蛋1個、米醋30c.c.、紅糖5g.

做法：
1.將雞蛋倒入碗中。
2.加入米醋及紅糖調勻即可飲用。

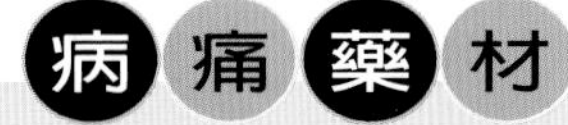
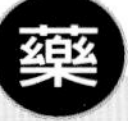
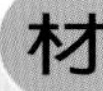

病痛藥材

雞蛋：
具補血養陰、潤燥、活血通經、治經中痛及月事不順的功效，為調理聖品。

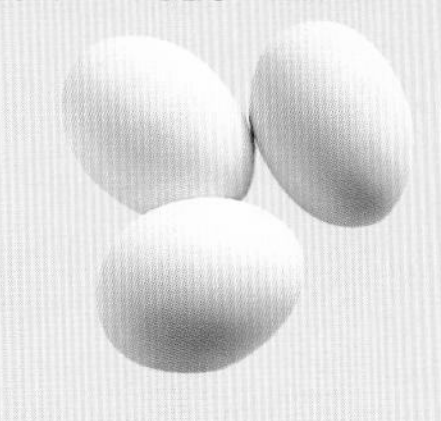

米醋：
味酸，性溫，可散瘀解毒、斂氣消腫，主治心腹血氣痛。

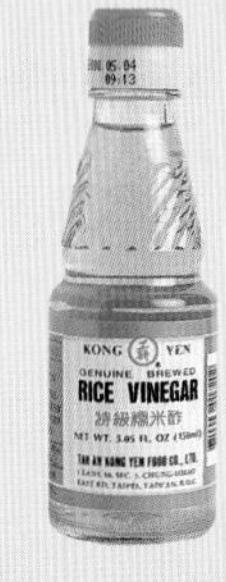

紅糖：
味甘淡，能退熱除煩、補中益氣。

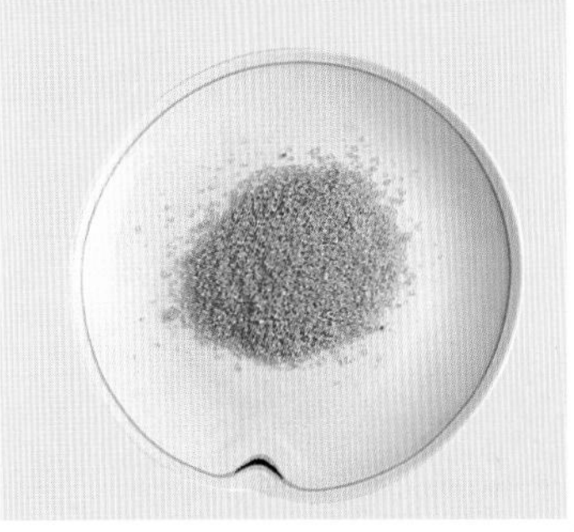

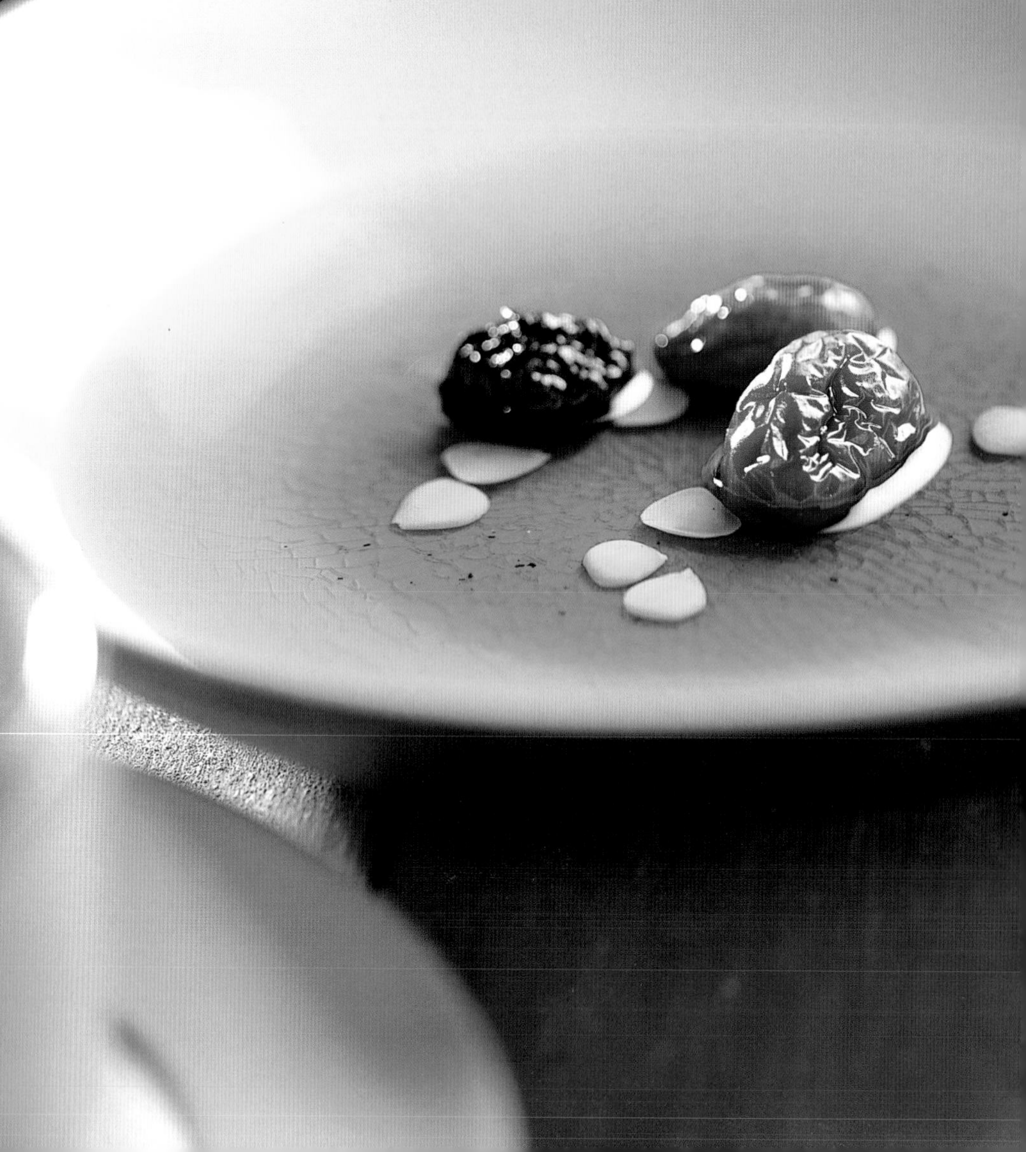

安心湯

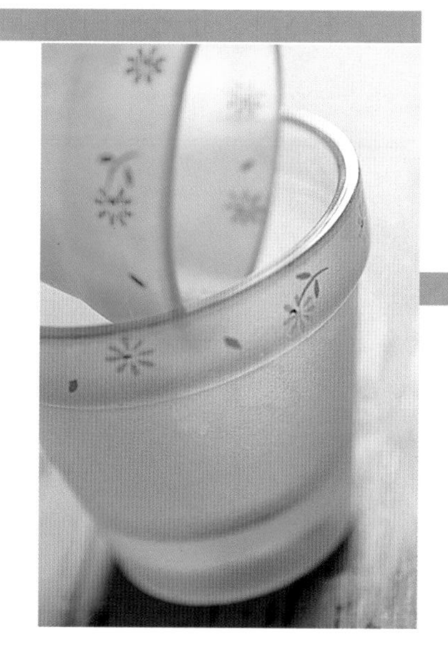

功效：

可預防心臟病，古代詩歌曰：「一個烏梅二個棗，七個杏仁一齊熬，男酒女醋送下好不害心痛直到老。」心主血脈，心病則血不行氣不順，痛則不通，所以，千萬不能心痛。

製作時間：

10分鐘

飲用方法：

每天晚餐後飲用。

材料：

烏梅1個、紅棗2個、杏仁7個

做法：

1. 鍋中倒入300c.c.水。
2. 放入所有材料以小火慢煮10分鐘即可。

病痛藥材

烏梅：

味酸澀，性溫，可生津止渴、醒酒、殺菌、消腫、治感冒。

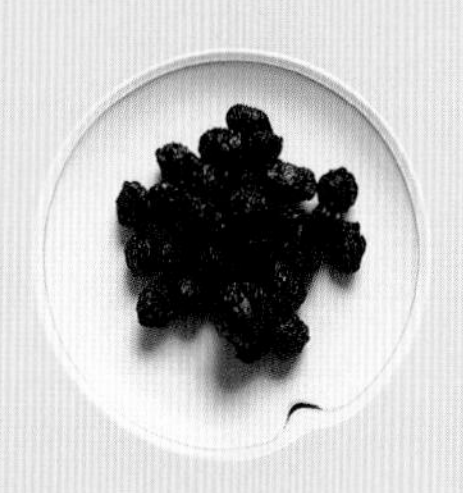

紅棗：

即大棗，味甘甜，性溫，具滋脾胃、潤心肺、生津止渴、悅顏色、通九竅、和百藥的效能。

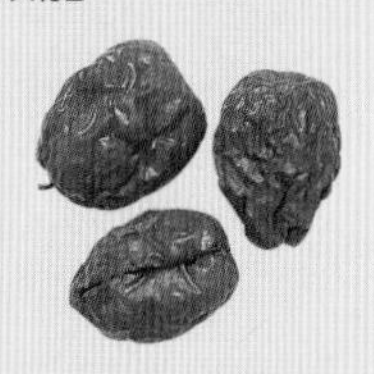

杏仁：

味苦甘辛，性溫，能止咳平喘、潤腸通便。

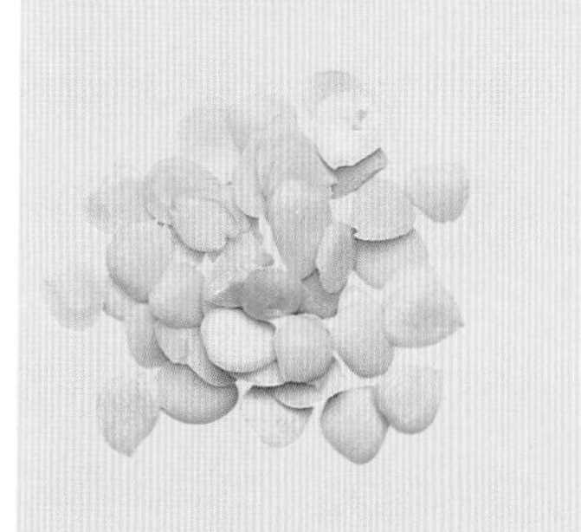

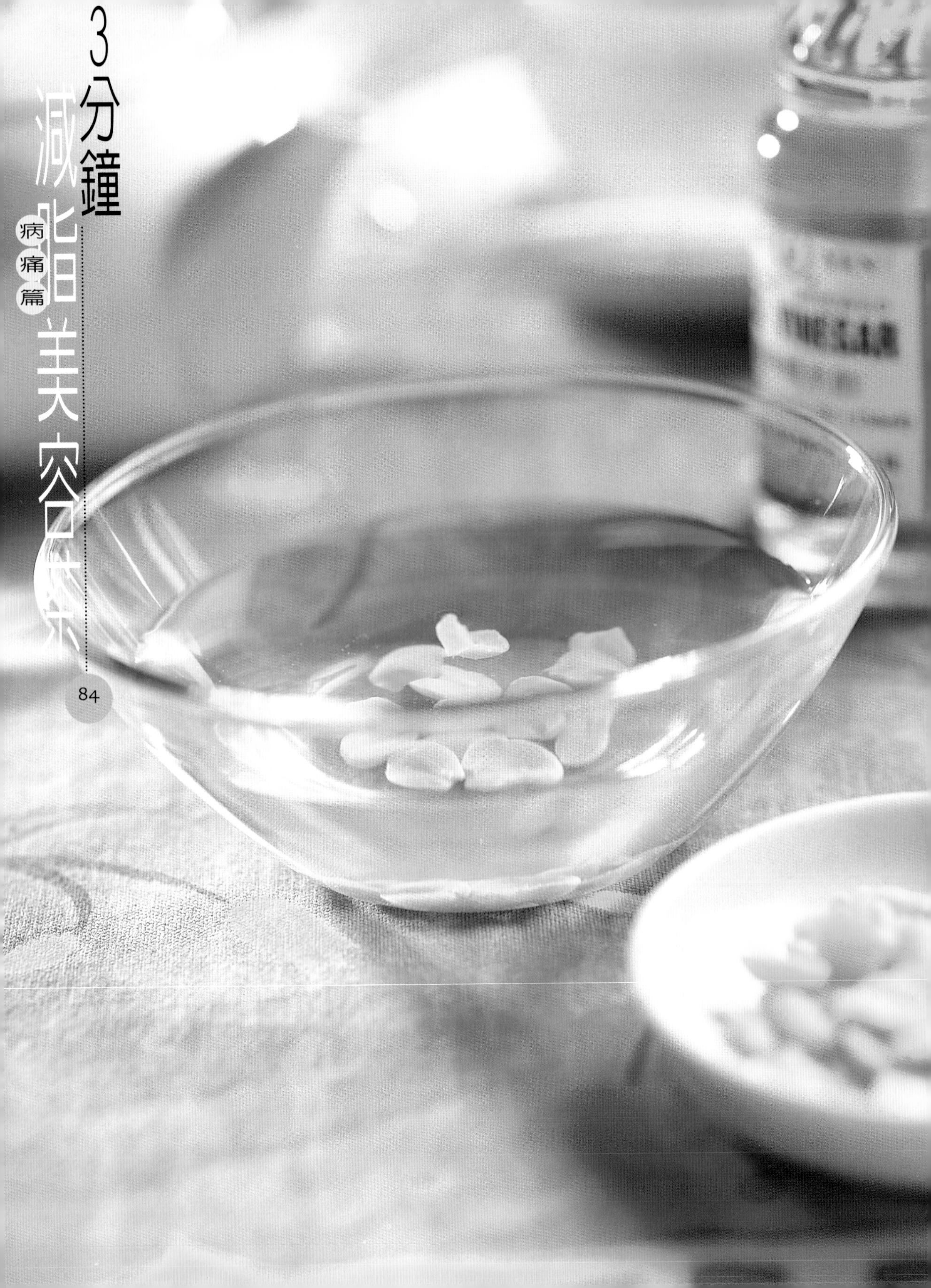
VINEGAR

醋海生波

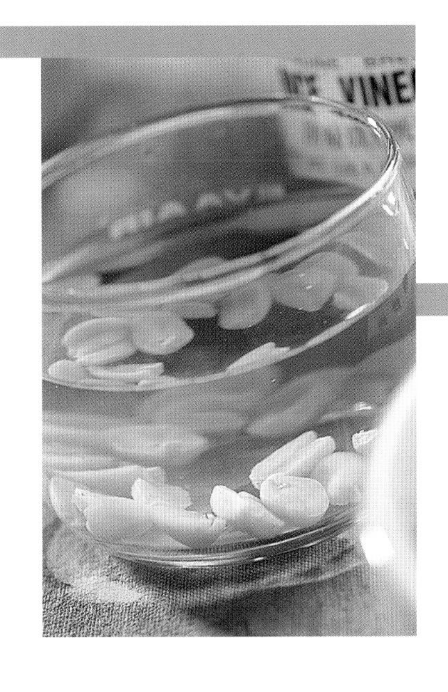

功效：
強化心臟機能。

製作時間：
1分鐘

飲用方法：
每天早餐後飲用，醋的酸味因浸泡氧化，所以不必擔心會太酸。

材料：
米醋30c.c.、花生仁15粒

做法：
1. 每天晚上取1個碗，倒入醋、花生仁，浸泡至天亮。
2. 隔天早上連醋一起服食。

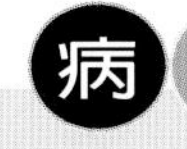
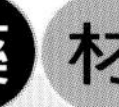

病痛藥材

米醋：
味酸，性溫，具散瘀解毒、斂氣消腫的效能，主治心腹血氣痛。

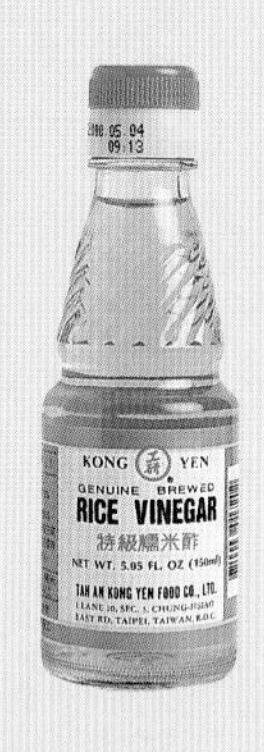

花生仁：
指未經炒過或炸過的無鹽花生，味甘，性平，能通乳、補氣、潤肺、健脾。

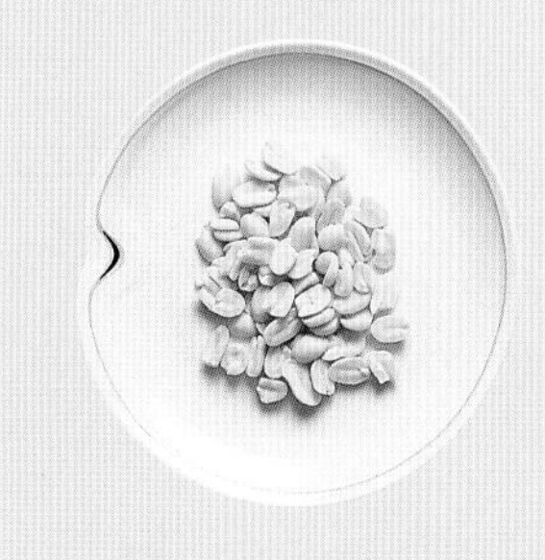

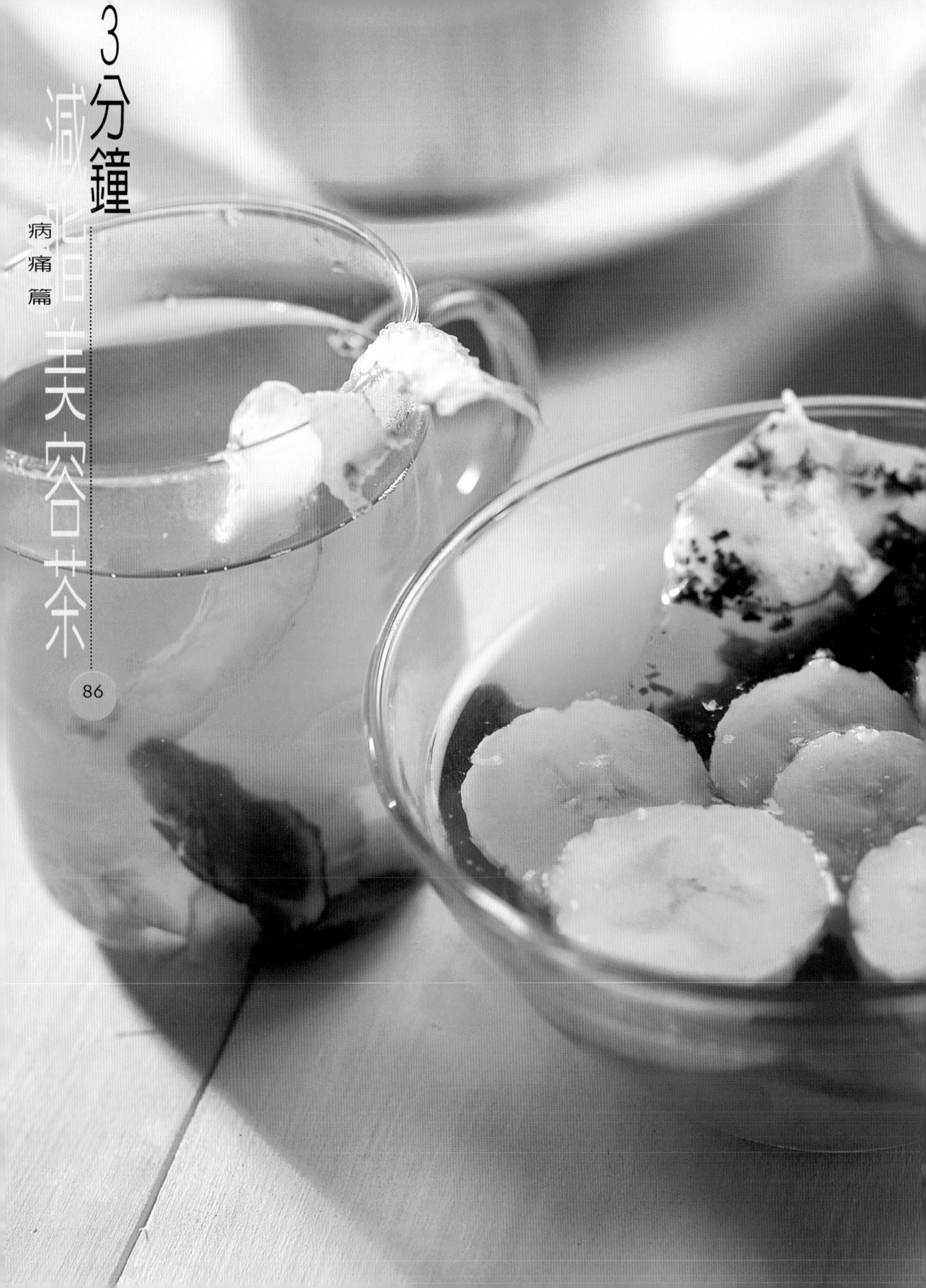

金津玉液

功效：
防止心肌梗塞。

製作時間：
10分鐘

飲用方法：
每天代茶頻頻飲之。

材料：
丹參10片、玉竹20g.
水300c.c.

做法：
1.鍋中放入玉竹、丹參與水一起煮10分鐘至沸。
2.濾渣再倒入杯中即可飲用。

病痛藥材

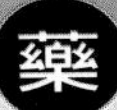
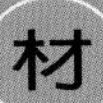

玉竹：
味甘，性平，可補中益氣、潤心肺、悅顏色（臉色紅潤氣血足）。

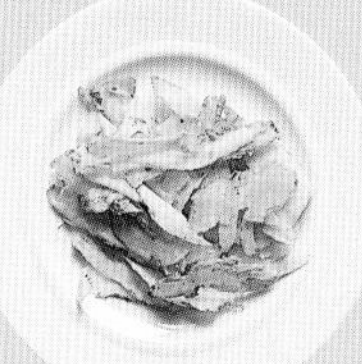

丹參：
味苦，性微寒，具調月經、去瘀止痛、治骨節痛的效果，忌與醋同食。

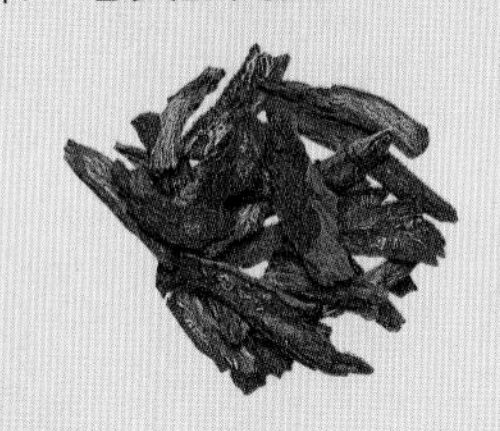

香蕉：
味甘，因鈉含量極高，故對心臟、肌肉系統的功能極有幫助，且富含豐富的維生素，具清熱、通便、解酒的功效。

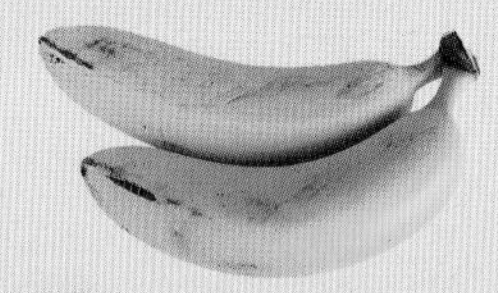

白糖：
味甘，性微寒，能清熱、生津止渴、潤燥、除心煩。

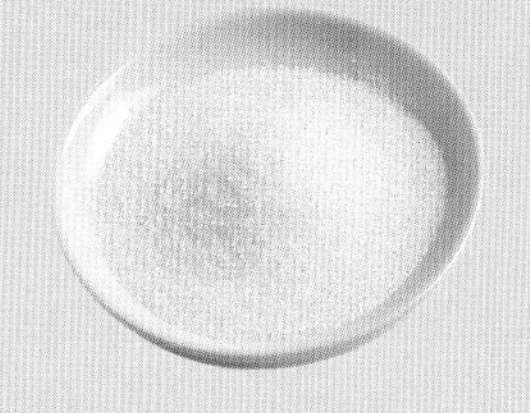

紅茶：
味苦甘，可解油膩、清腸胃、醒腦、消脂。

香妃茶

功效：
促進心臟循環。

製作時間：
2分鐘

飲用方法：
每天餐後飲用。

材料：
新鮮香蕉1/2根、白糖3g.
紅茶包1包

做法：
1.以250c.c.熱水沖泡紅茶包。
2.香蕉剝皮切片放於碗中，將紅茶沖入，以白糖調勻即可。

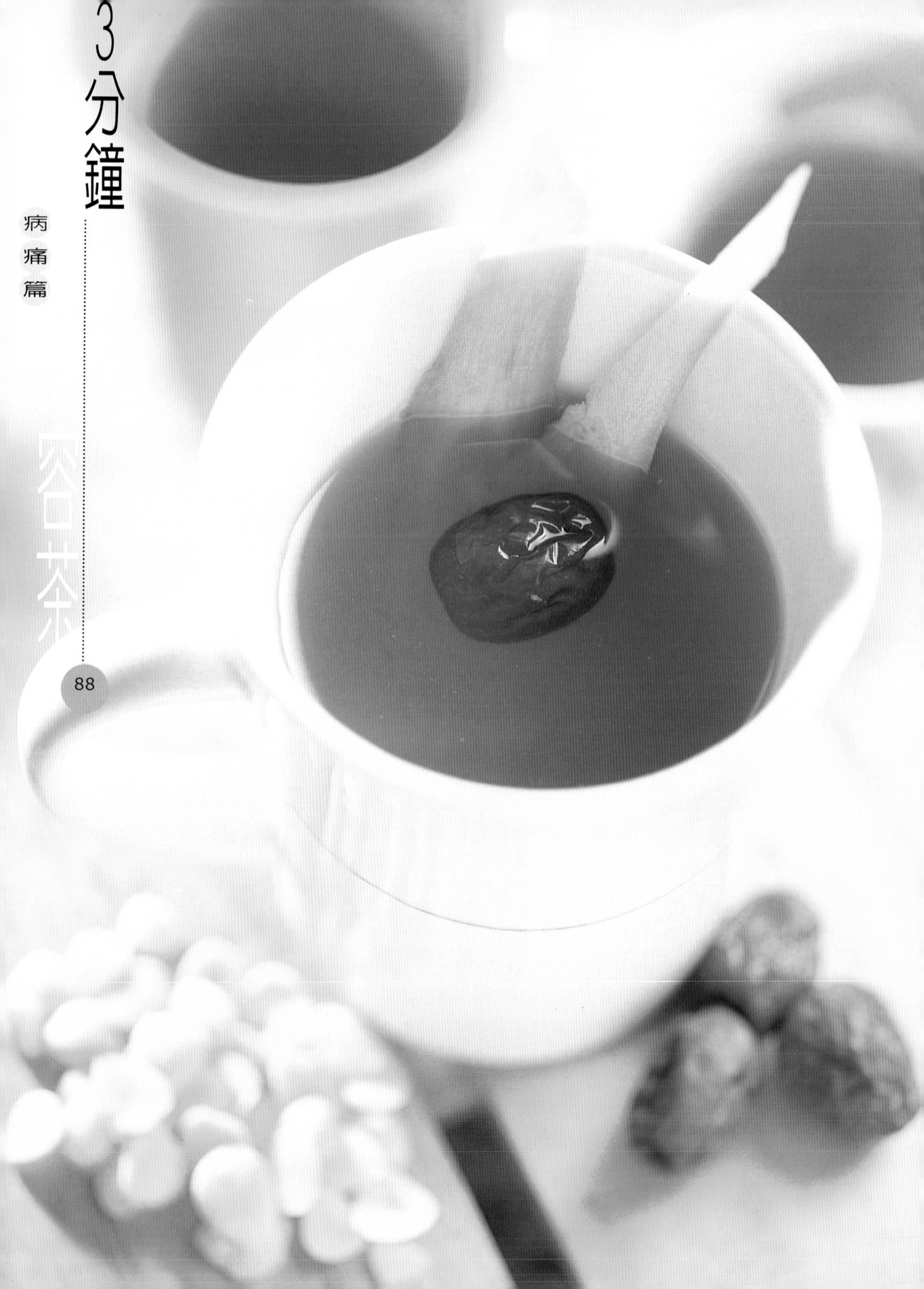
四苓茶

紅杏湯

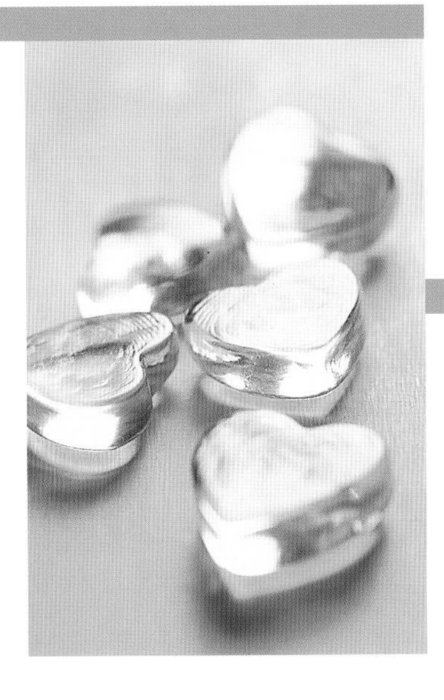

功效 ：

治感受風寒，身體四肢痛、頭痛。

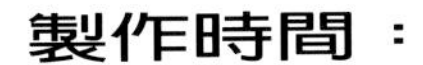

製作時間 ：

5分鐘

飲用方法 ：

每天餐後飲用。

材料 ：

紅糖10g.、杏仁3g.、生薑5片、紅棗1個

做法 ：

1. 鍋中倒入300c.c.水，放入杏仁煮沸。
2. 再放入紅糖、生薑和紅棗煮3分鐘即可。

＊感受風寒易出現身體四肢疼痛、頭痛症狀。

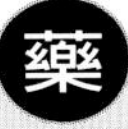

病痛藥材

紅糖：

味甘淡，具退熱除煩、補中益氣的效能。

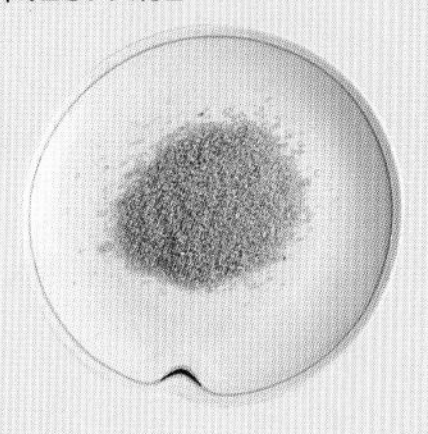

杏仁：

味苦甘辛，性溫，能止咳平喘、潤腸通便，是感冒主藥。

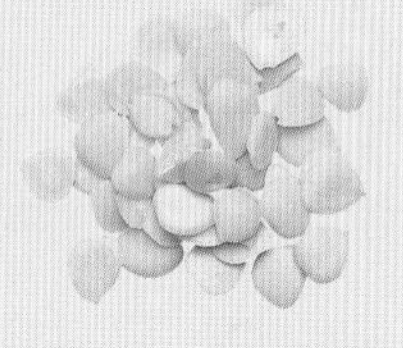

生薑：

味辛，性溫，可散熱、消水氣、行血痺。

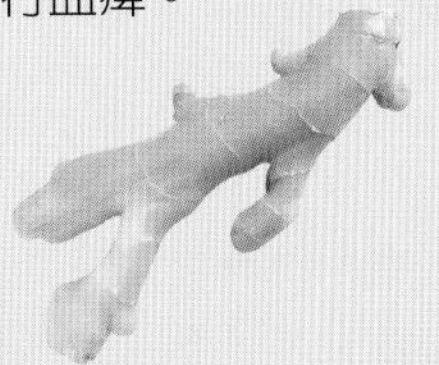

紅棗：

即大棗，味甘甜，性溫，具滋脾胃、潤心肺、生津止渴、悅顏色、通九竅、和百藥的功效。

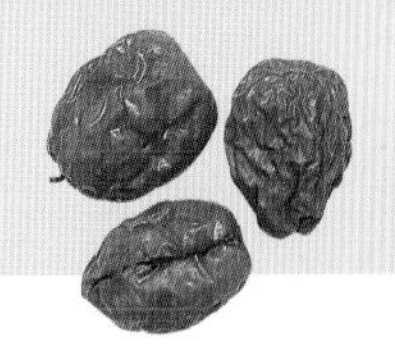

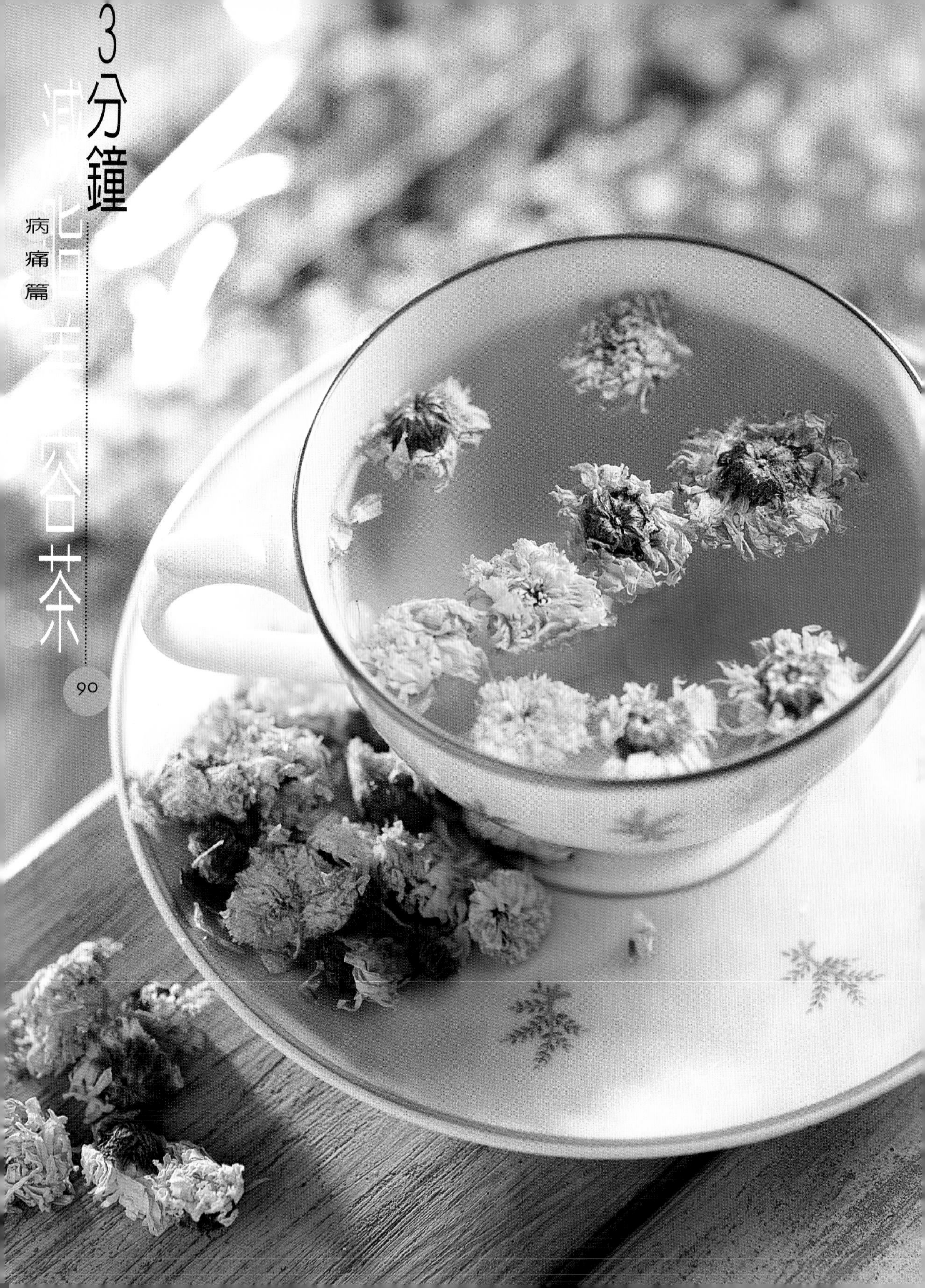

即醒湯

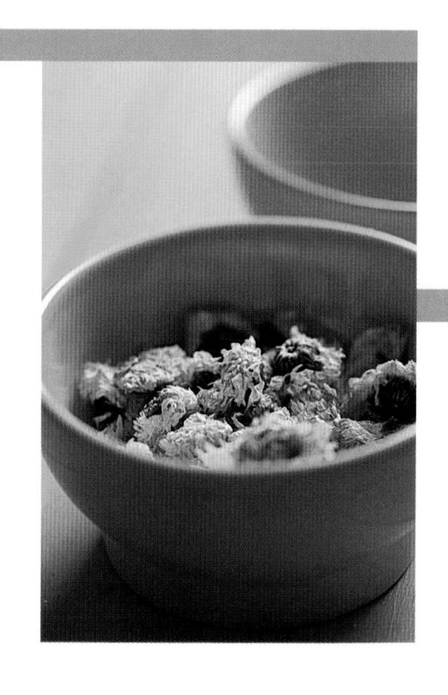

功效：
治感受風熱，鼻乾喉痛、頭痛。

製作時間：
3分鐘

飲用方法：
每天餐後飲用。

材料：
菊花6g.、杏仁15g.

做法：
1.鍋中倒入250c.c.水，放入杏仁煮3分鐘至沸。
2.再放入菊花稍浸泡即可。

＊感受風熱易出現口乾舌燥、鼻乾咽癢症狀。

病痛藥材

菊花：
味甘苦，性微寒，具養目去翳、治頭目眩暈的功效。

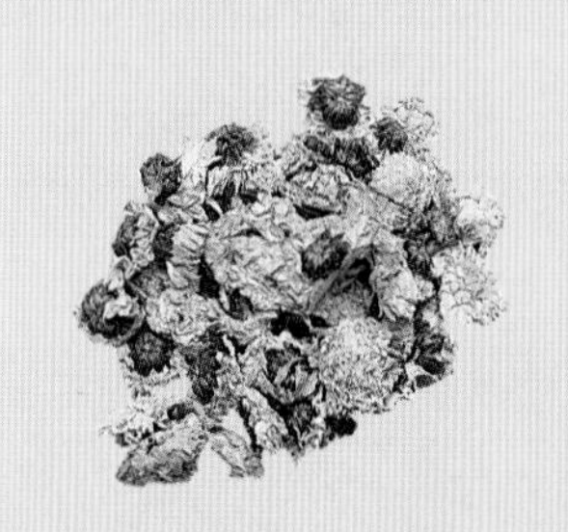

杏仁：
味苦甘辛，性溫，能止咳平喘、潤腸通便。

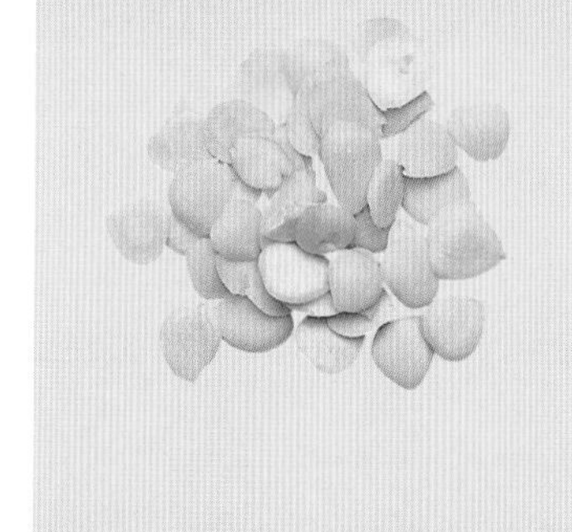

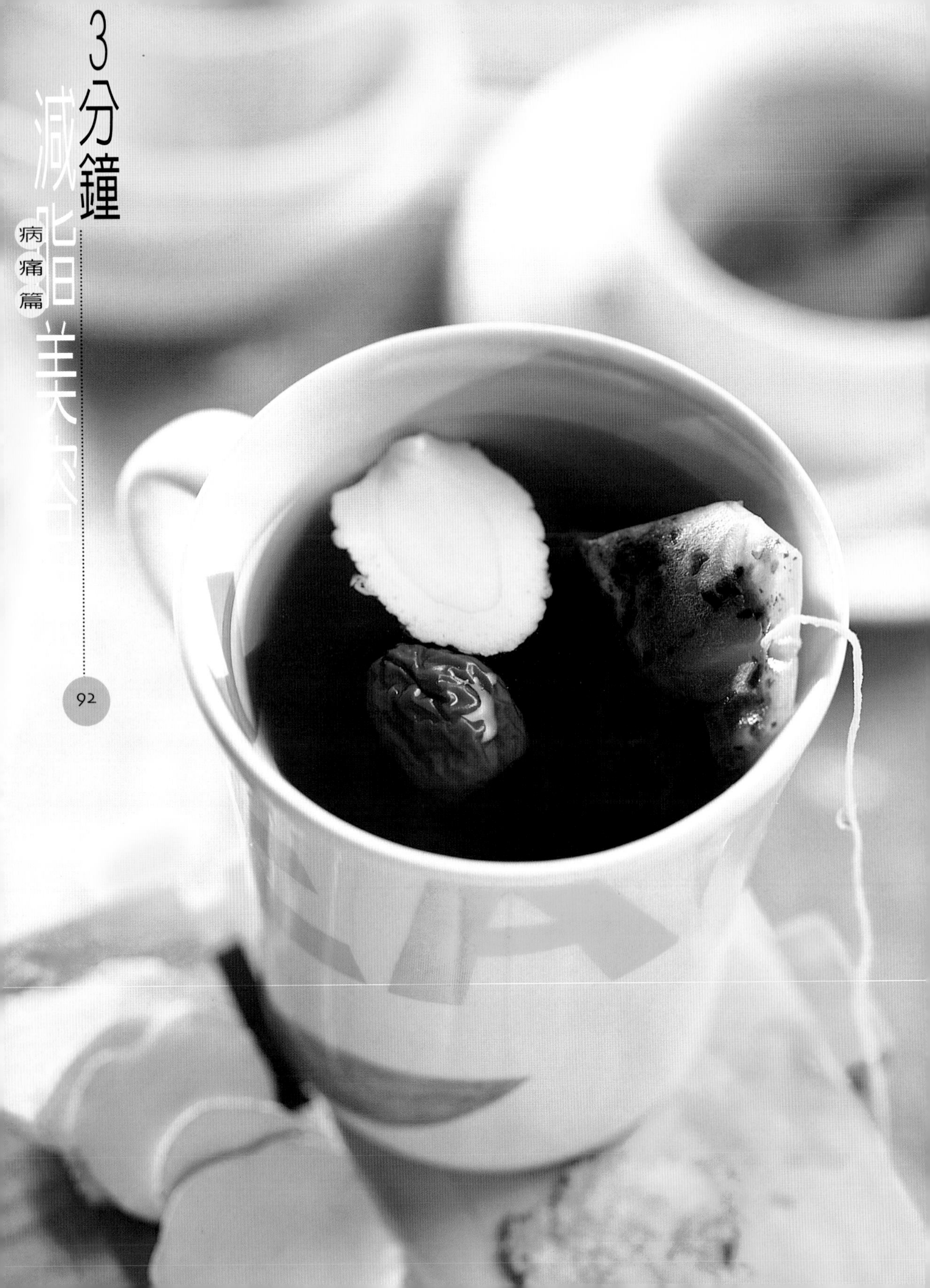

公主找茶

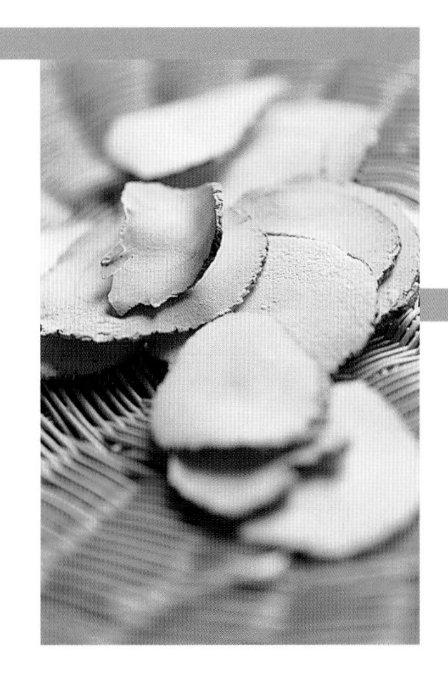

功效：
可治一般感冒，正偏頭痛。

製作時間：
5分鐘

飲用方法：
每天餐後飲用。

材料：
川芎10g.、白芷5g.、烏龍茶包1包、甘草1片、紅棗1個

做法：
1.鍋中倒入350c.c.水，再放入川芎、白芷及甘草煮5分鐘。
2.去藥渣後，再沖入烏龍茶包及紅棗稍浸泡即可。

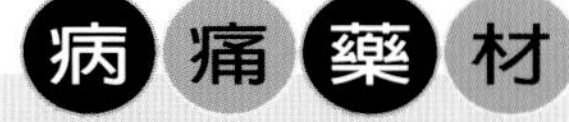
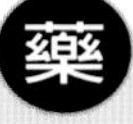
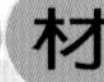

病痛藥材

川芎：
味辛，性溫，主治風濕、血虛頭痛、腹痛、氣鬱血鬱等症狀。

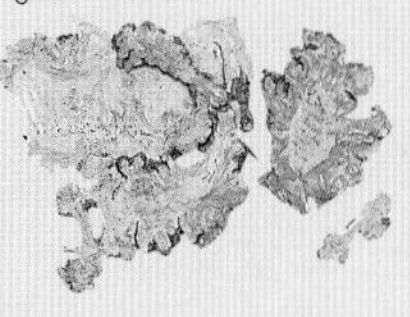

白芷：
味芳香，性溫，為治脾胃主藥。

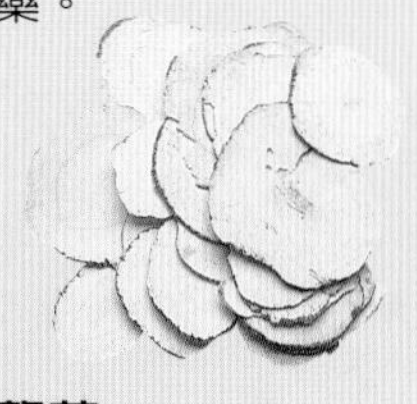

烏龍茶：
味苦，性微寒，可瀉熱、去痰熱、除煩渴、清頭目、醒昏睡。

甘草：
味甘，性平，生含能使氣平順、補脾胃、降火；小火炒過則可氣溫、補元氣，且散皮膚寒氣，屬於協和諸藥、解百藥毒的國寶級藥材。

紅棗：
即大棗，味甘甜，性溫，可滋脾胃、潤心肺、生津止渴、悅顏色、通九竅、和百藥。

治血瘀頭痛，腦震盪傷後遺症

晴空萬里

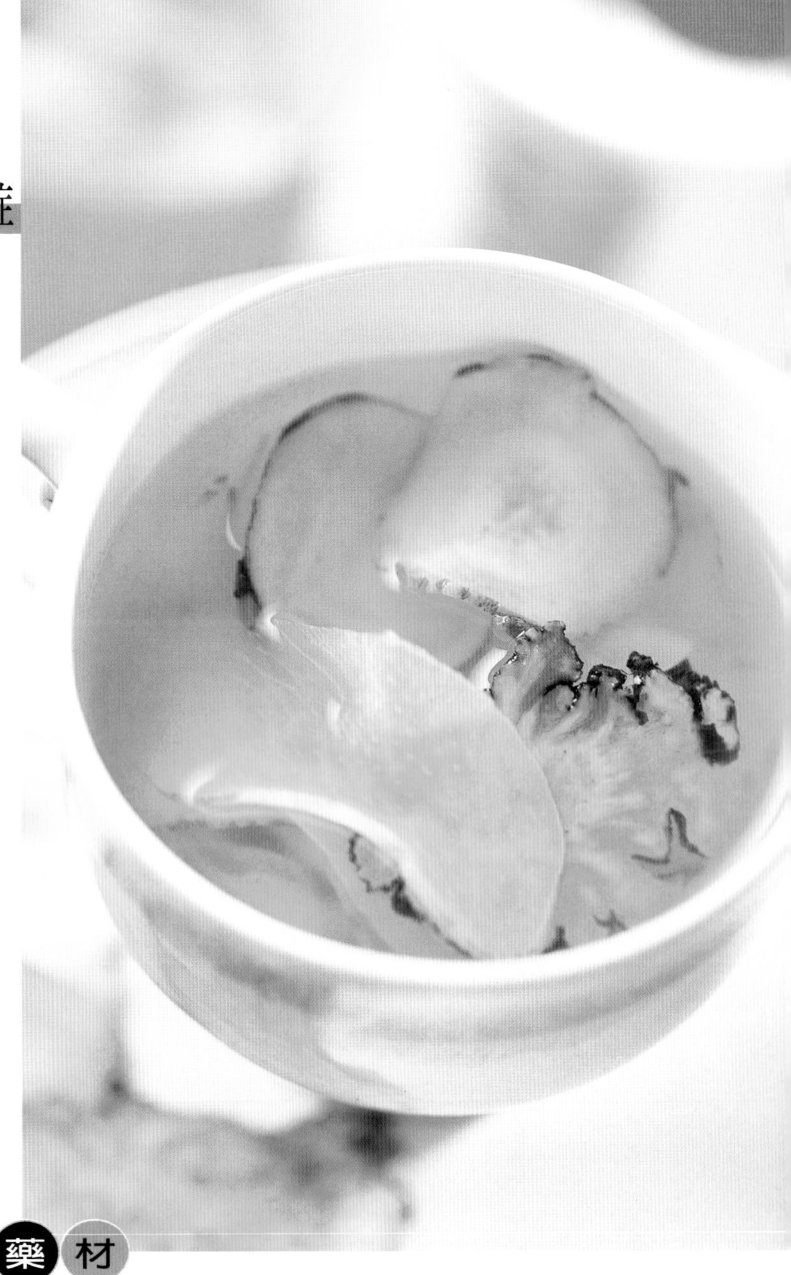

功效：

治頭部受傷，瘀血未了、時作疼痛。

製作時間：

7分鐘

飲用方法：

每天餐後飲用。

材料：

天麻15g.、白芷10g.

川芎5g.

做法：

1.鍋中倒入500c.c.水。

2.再放入所有材料煮7分鐘即可。

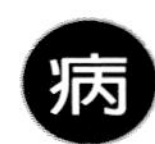
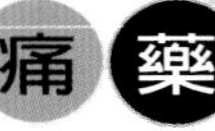

病痛藥材

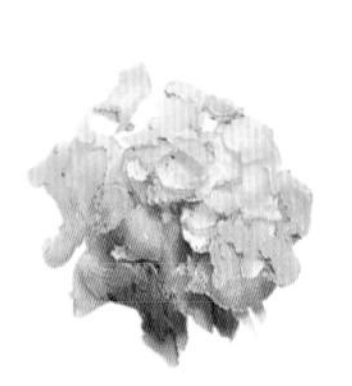

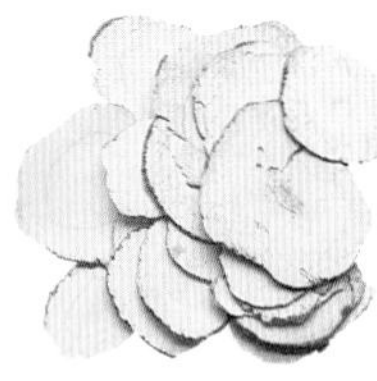

天麻：

味辛，性溫，可緩頭痛、消黑眼圈、去風濕。

白芷：

味芳香，性溫，為健腸胃主藥。

川芎：

味辛，性溫，主治風濕、血虛頭痛、腹痛、氣鬱血鬱等症狀。

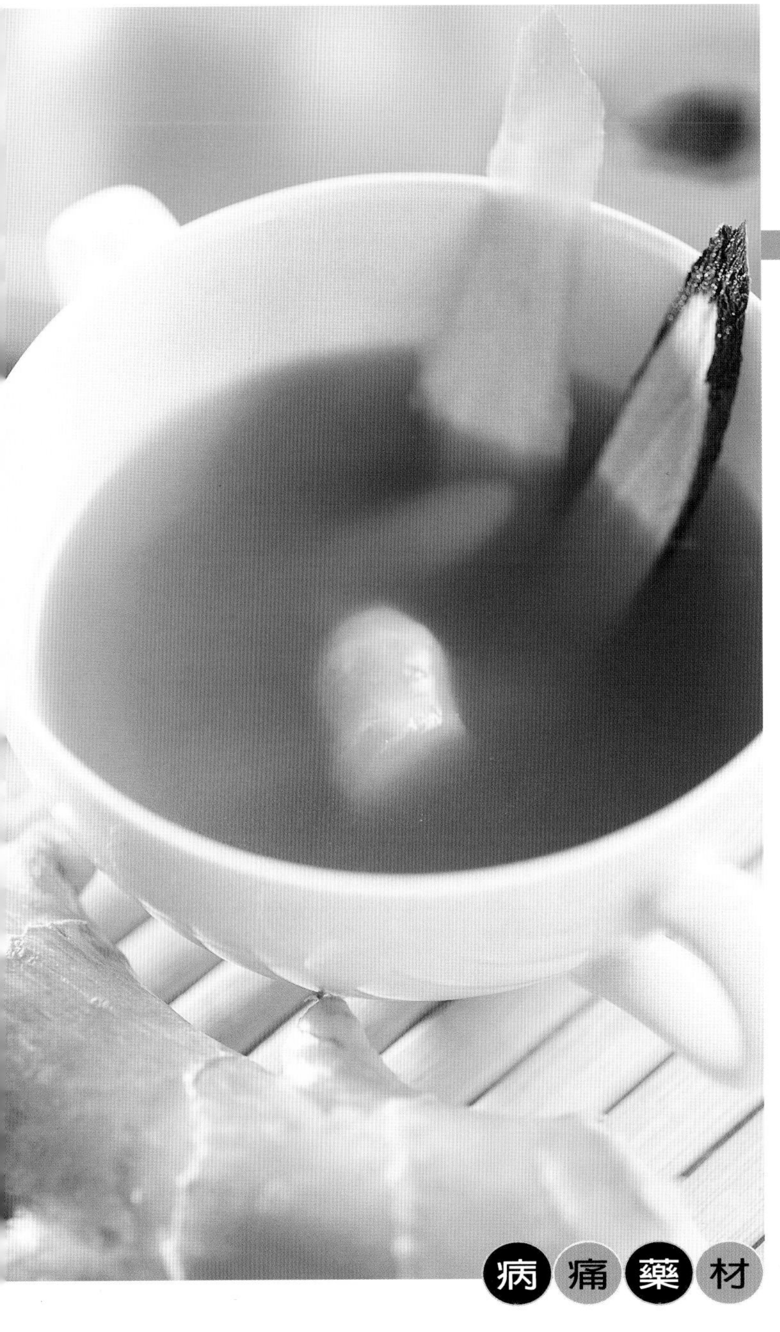

治生理痛

歡喜湯

功效：

治月經期間小腹痛。

製作時間：

10分鐘

飲用方法：

以下次月經來臨前3天算起，連服7天即可，每天晚餐前飲用一次。

材料：

黃耆20g.、生薑15g.

做法：

1.薑切片，鍋中倒入300c.c.水。
2.再放入黃耆煮10分鐘，杯中放薑片以藥茶沖入即可。

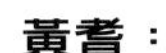

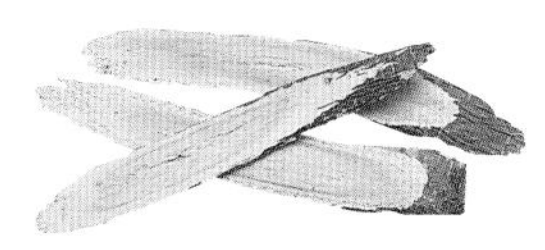

黃耆：

味甘，性溫，可補氣固表（皮膚）、益元氣、壯脾胃、生血生肌。

生薑：

味辛，性溫，具散熱、消水氣、行血的效能。

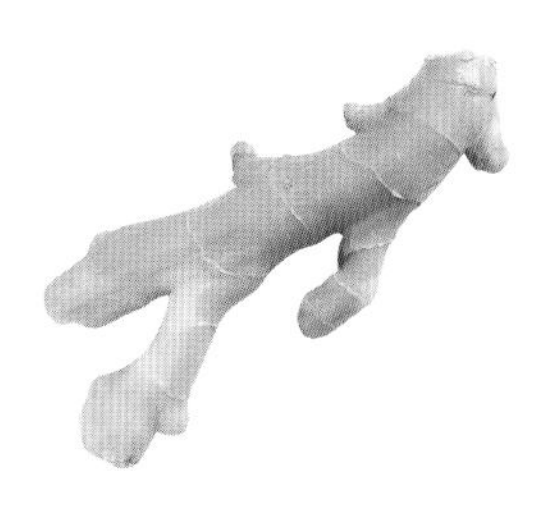

三生飲

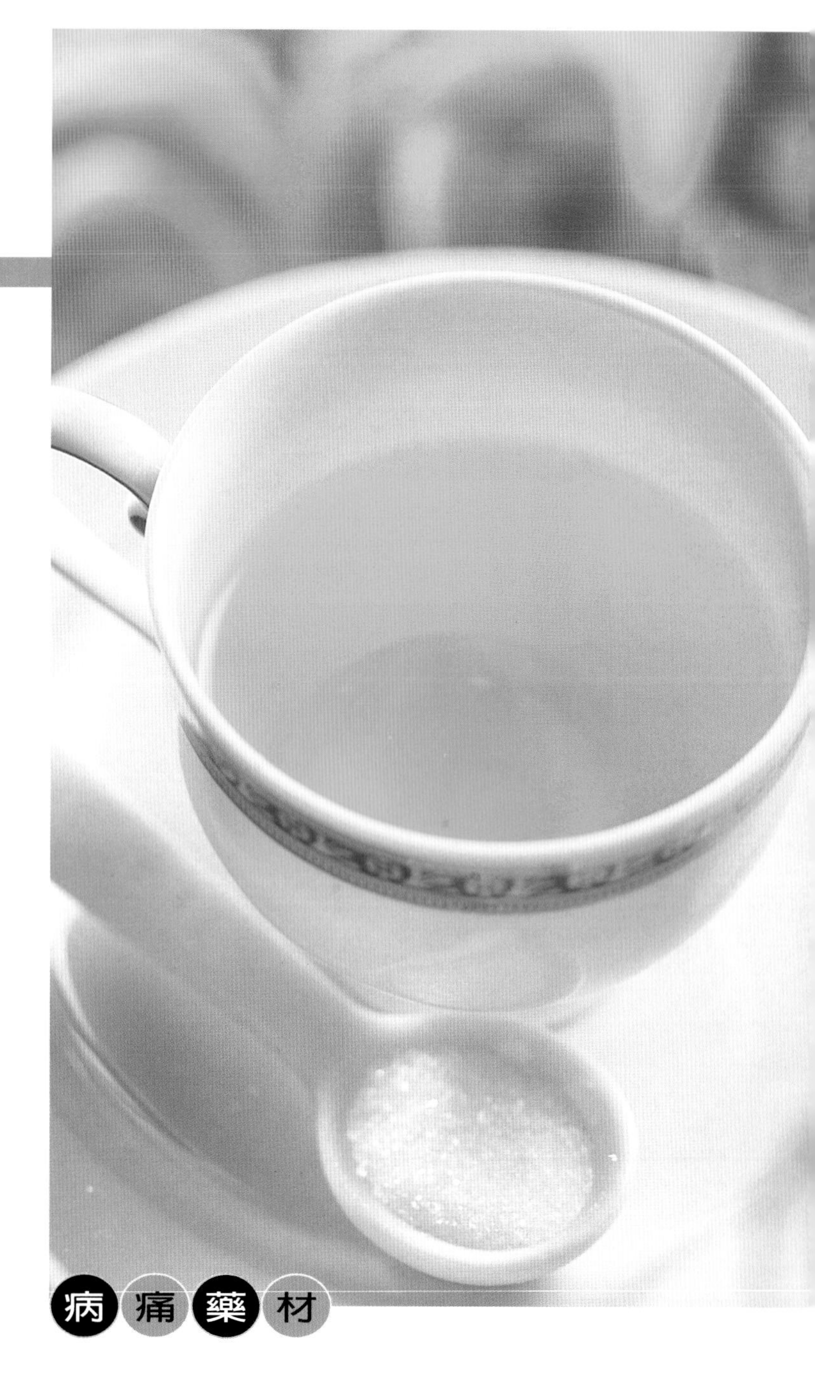

功效：
可治咽喉發炎、喉痛。

製作時間：
1分鐘

飲用方法：
空腹時飲用，一次喝完。

材料：
雞蛋2個、白糖5g.
香油5c.c.

做法：
1.將蛋打入杯中，再加白糖及香油。
2.喝前攪拌均勻即可。

病痛藥材

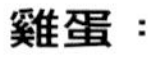

雞蛋：
用雞蛋則取其清降火氣、育陰生津、養肺潤喉而止痛。

白糖：
味甘，性微寒，能清熱、生津止渴、潤燥、除心煩。

香油：
可止痛、涼血、解毒。

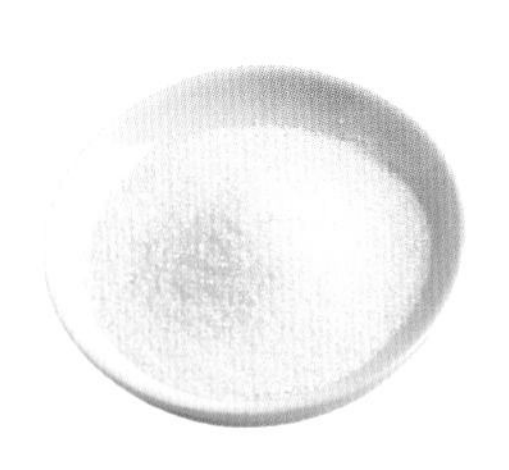

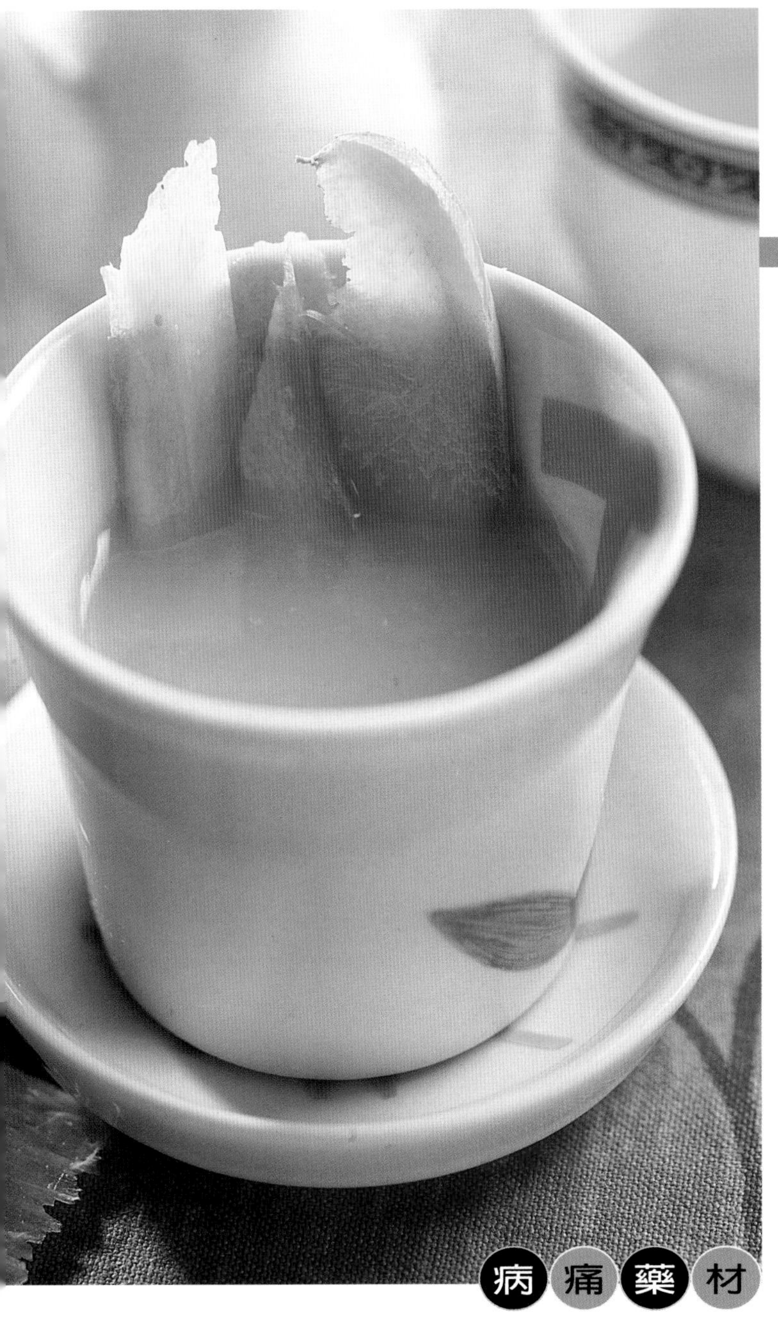

治胃痛

香江雞子方

功效：

雞蛋味甘性平，可補脾胃，而生薑能散寒，故能治胃寒疼痛。

製作時間：

5分鐘

飲用方法：

每天餐前飲用。

材料：

香油5c.c.、生薑20g.
雞蛋1個

做法：

1.薑切片，鍋中倒入250c.c.水煮沸，再放入薑煮3分鐘。
2.煮好的茶汁裝入杯中並沖入雞蛋攪拌均勻，再滴入香油即可。

病痛藥材

香油：

具止痛、涼血、解毒的功效。

生薑：

味辛，性溫，可散熱、消水氣、行血。

雞蛋：

能補血養陰、潤燥、活血通經、治經中痛及月事不順，為調理聖品。

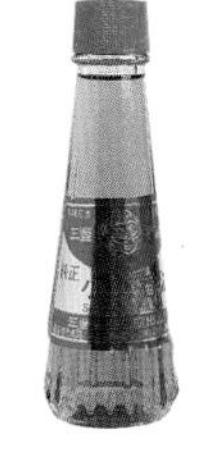

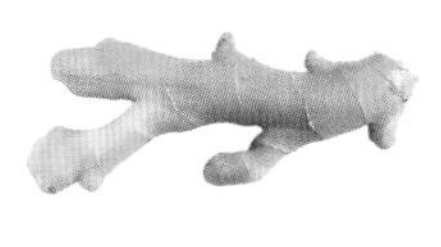

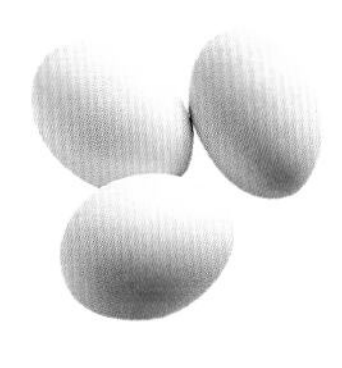

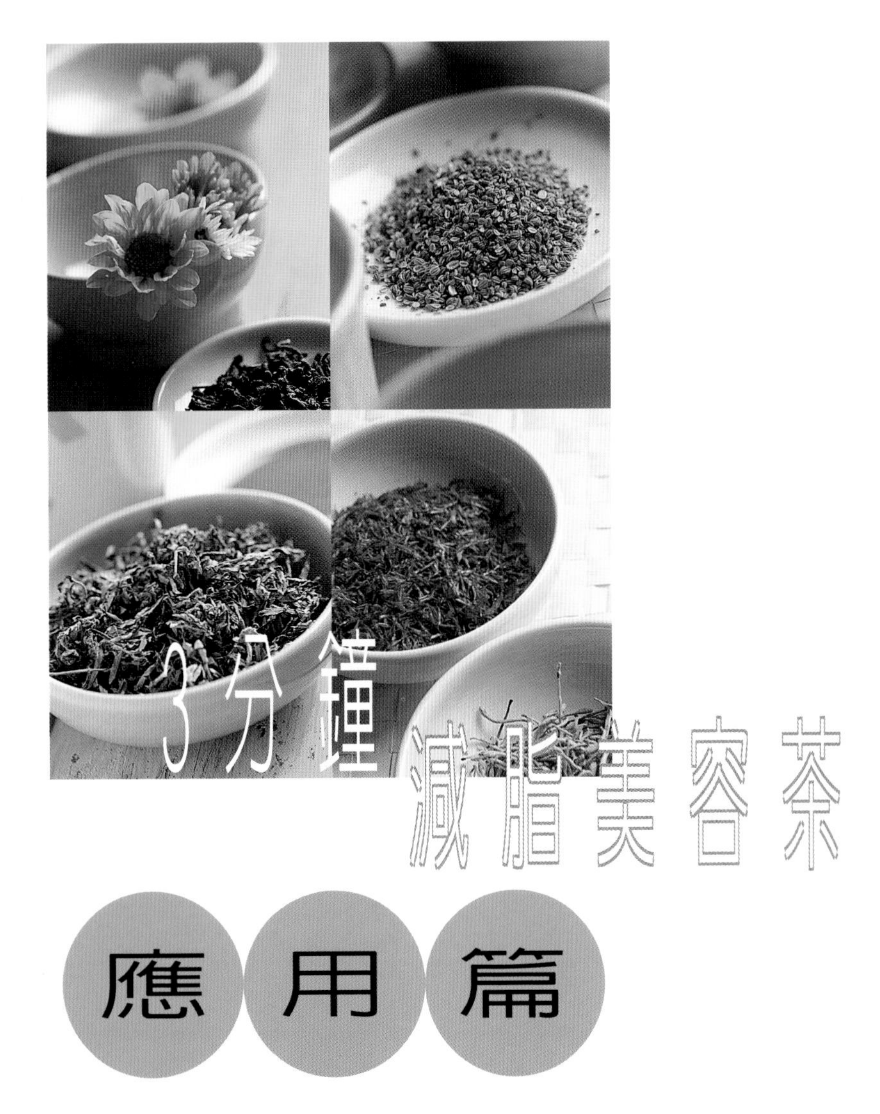

3分鐘減脂美容茶

應用篇

人一天中最放鬆的時間就是在睡眠、洗澎澎中，尤其以睡眠更佔了一天的三分之一以上時間。所以，如果沒有時間準備其他單元的茶，還可以藉由枕頭和藥浴來做身體的保健，真的很棒、很好、很浪漫喔！

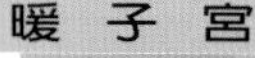

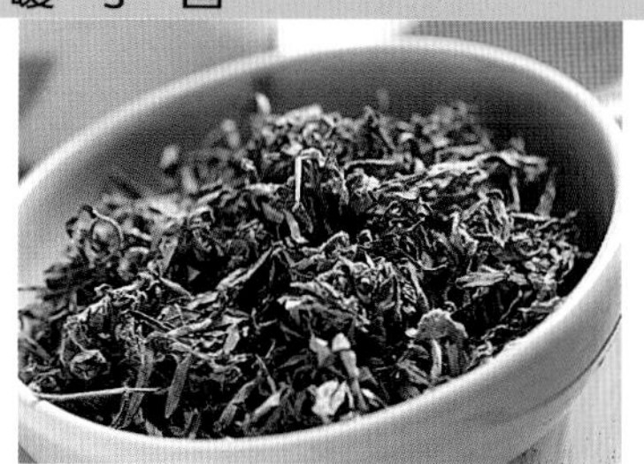

我愛夜浴

功效：
溫暖子宮、行氣、加強受孕。

用法：
想容易受孕者可以天天泡，只浸下半身；保健行氣者泡全身，一星期一次。

材料：
艾葉300g.

做法：
1.鍋中放入艾葉，同2,000c.c.水煮沸後濾渣。
2.再把藥汁倒於浴缸中即可。

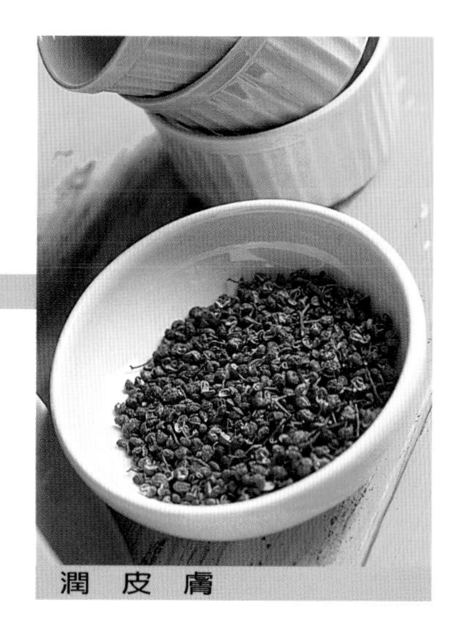

麻辣椒師浴

功效：
川椒辛者入肺、殺除皮膚病菌。

用法：
全身浸泡，一星期兩次，皮膚破皮時忌之。

材料：
川椒150g.

做法：
1.先用紗布袋將川椒包著，同2,000c.c.水煮沸。
2.再將藥汁倒入浴缸中即可。

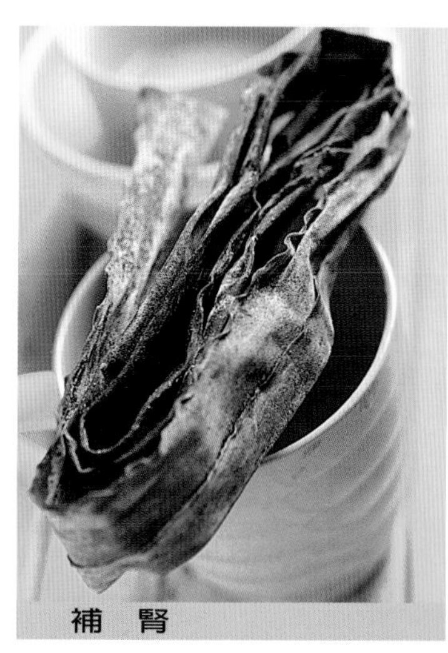

黑海泥

功效：
減肥、強身。

用法：
全身浸泡，一星期一次，想減肥者可以天天泡。

材料：
乾昆布3條

做法：
1.將昆布直接泡於浴缸中3分鐘。
2.人泡在浴缸內即可強身，想減身體那個部位也可直接拿來搓局部。

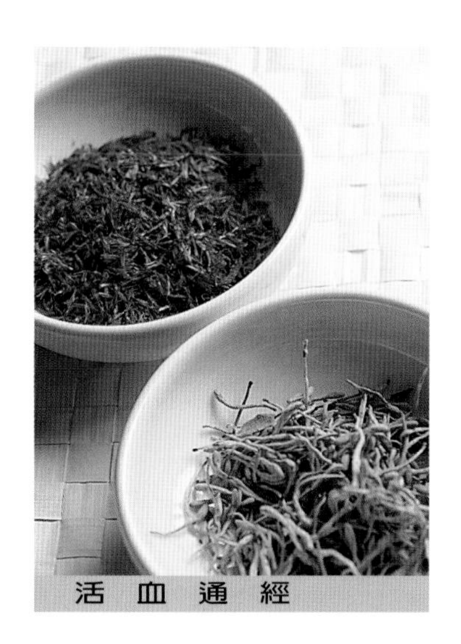
活血通經

天女散花

功效：
活血通經、祛瘀止痛，懷孕者忌之。

用法：
全身浸泡，一星期一次，也可以天天泡。

材料：
紅花150g.、金銀花10g.

做法：
1.用紗布袋將140g.紅花、金銀花包著同3,000c.c.水煮沸。
2.再將煮好的藥汁倒入浴缸中。
3.另剩餘未煮的紅花撒入浴缸中，具浪漫又活血的效果。

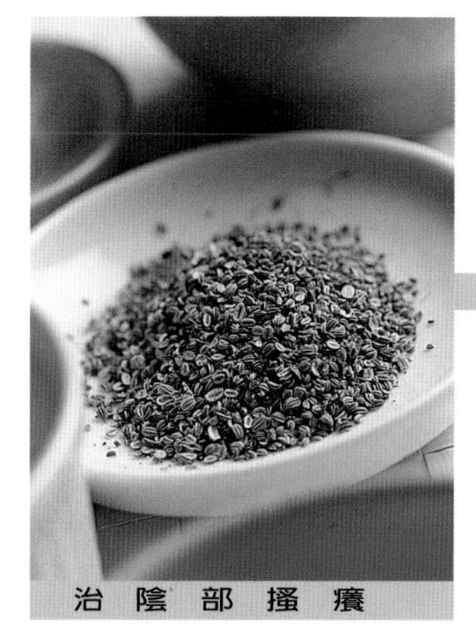
治陰部搔癢

女寶湯

功效：
專治女人陰部搔癢。

用法：
採坐浴，陰部搔癢時於洗澡後天天泡至痊癒。

材料：
蛇床子300g.

做法：
1.用紗布袋將蛇床子包著，同水1,500c.c.煮沸。
2.煮好的藥汁倒入盆中。

去風濕、可減肥
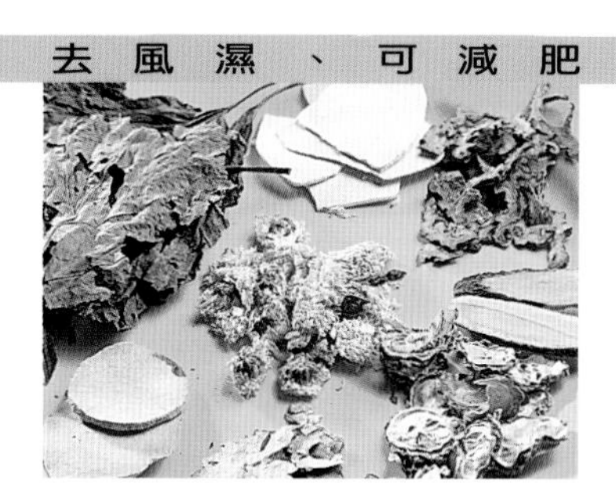

花團錦簇浴

功效：
去風濕、明目、減肥。

用法：
全身浸泡，一星期一次，想減肥者可以天天泡。

材料：
菊花9g.、桑葉15g.
木瓜15g.、牛七15g.
茯苓12g.、苦瓜15g.
澤瀉9g.、甘草9g.

做法：
1.鍋中放入所有材料同3,000c.c.水煮沸。
2.將煮好的藥汁去渣倒入浴缸中即可。

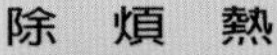

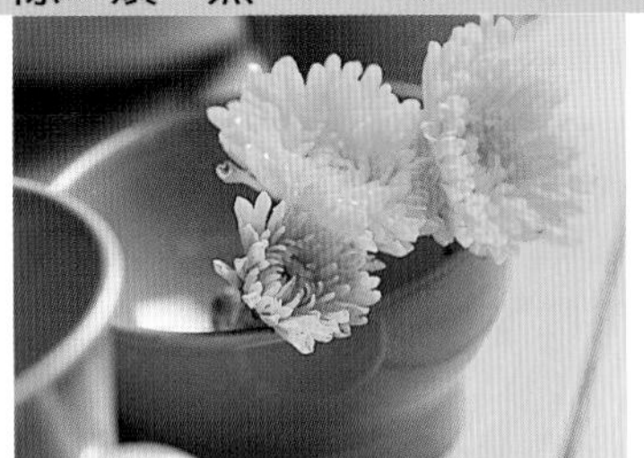

黃花閨女枕

功效：
預防暑熱頭昏。

用法：
睡一陣子必須再曬太陽以防潮，枕頭中加入茶葉可使頭腦清晰和除濕防潮。注意！三種菊花枕不能三合一使用。

材料：
新鮮黃菊花（大枕600g.、小枕300g.）
茶葉（大枕100g.、小枕50g.）、枕頭套、棉布裡

做法：
1.將黃菊花曬乾。
2.曬乾後的黃菊花、茶葉裝入棉布裡縫合，再將菊花茶葉枕裝入枕頭套即可。亦可做成小枕套套在自用車駕駛座上。

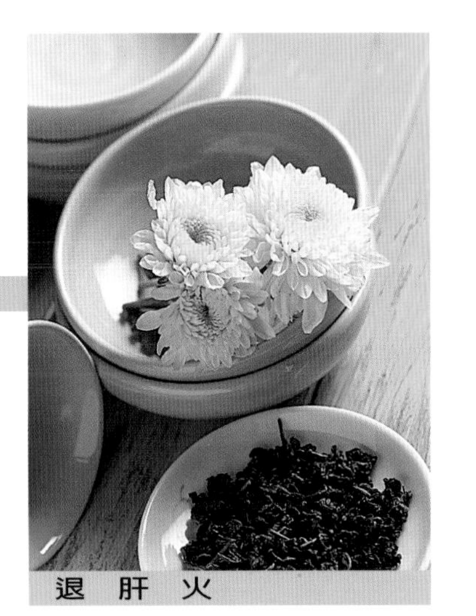

退 肝 火

白衣天使枕

功效：
退肝火、明目。

用法：
睡一陣子必須再曬太陽以防潮。茶葉選一般的即可，但勿選擇花草茶葉，因無法去濕，且香味太重會干擾睡眠。

材料：
新鮮白菊花（大枕600g.、小枕300g.）
茶葉（大枕100g.、小枕50g.）、枕頭套、棉布裡

做法：
1.將白菊花曬乾。
2.曬乾後的白菊花、茶葉裝入棉布裡縫合，再將菊花茶葉枕裝入枕頭套即可，亦可做成小枕套套在自用車駕駛座上。

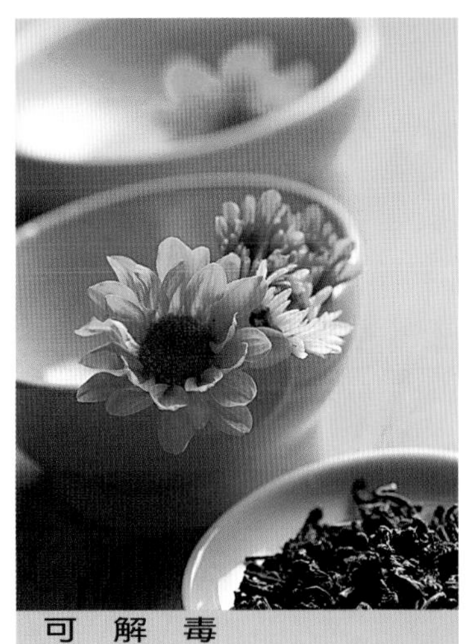

可 解 毒

野花香枕

功效：
清熱解毒，尤適於皮膚過敏者。

用法：
睡一陣子必須再曬太陽以防潮。

材料：
新鮮野菊花（大枕600g.、小枕300g.）
茶葉（大枕100g.、小枕50g.）、枕頭套、棉布裡

做法：
1.將野菊花曬乾。
2.曬乾後的野菊花、茶葉裝入棉布裡縫合，再將菊花茶葉枕裝入枕頭套即可，亦可做成小枕套套在自用車駕駛座上。

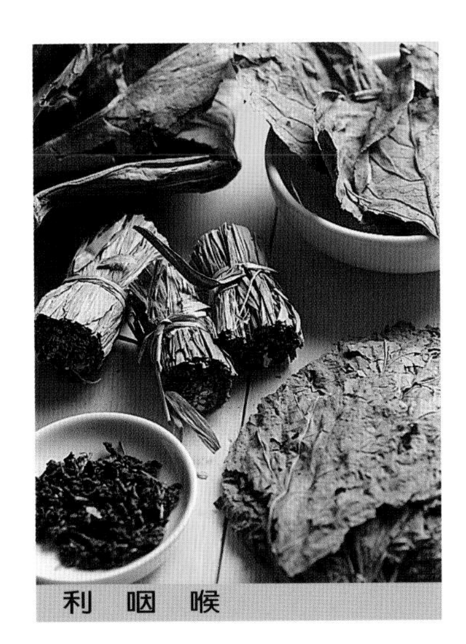

利 咽 喉

葉葉春宵枕

功效：
利咽潤喉。

用法：
睡一陣子必須再曬太陽以防潮。

材料：
桑葉150g.、竹葉150g.
茶葉150g.、荷葉150g.
柿葉150g.、枕頭套
棉布裡

做法：
1.將所有葉片曬乾。
2.所有葉片裝入紗布裡縫合，再套入枕頭套即可，亦可做成小枕套套在自用車駕駛座上。

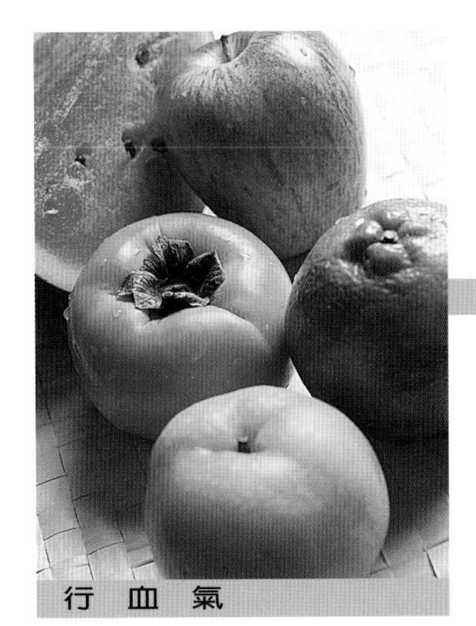

行 血 氣

玩皮抱枕

功效：
潤肺理氣，皮能宣，即行氣理氣。

用法：
睡一陣子必須再曬太陽以防潮。

材料：
橘子5個、梨子5個
柿子5個、西瓜5個
蘋果5個

做法：
1將所有新鮮水果削皮曬乾。
2.再將所有水果皮洗淨裝入紗布裡縫合，再套入枕頭套即可做成抱枕，亦可做成小枕套套在自用車駕駛座上。

降 血 壓

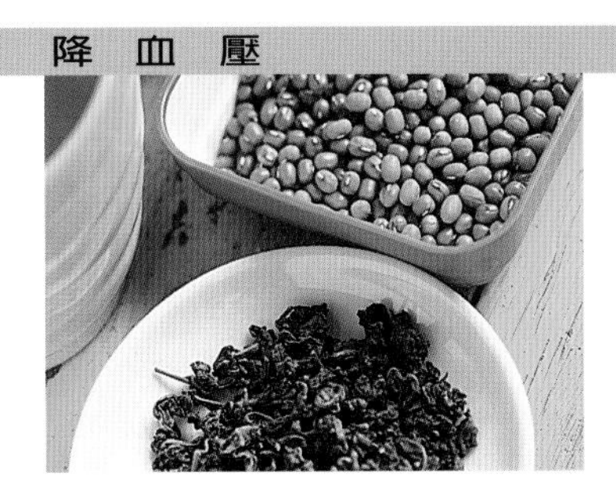

綠精靈枕

功效：
可降血壓，且綠豆煮成湯消暑止渴、清熱解毒。

用法：
睡一陣子必須再曬太陽以防潮。

材料：
綠豆1,800g.、茶葉100g.
棉布裡

做法：
1.將綠豆、茶葉裝入棉布裡縫合。
2.套入枕頭即可，也可直接墊在原來枕頭上，亦可做成小枕套套在自用車駕駛座上。

我們的特色

◎菜式豐富，印刷精美、圖片漂亮，絕對值得收藏。

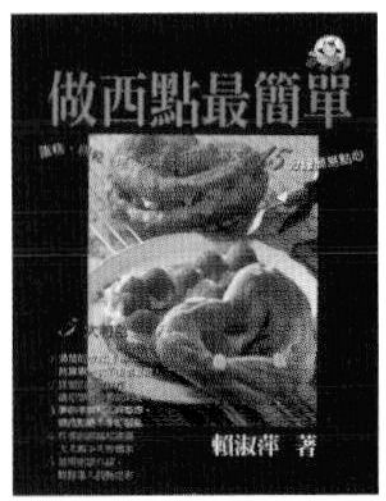

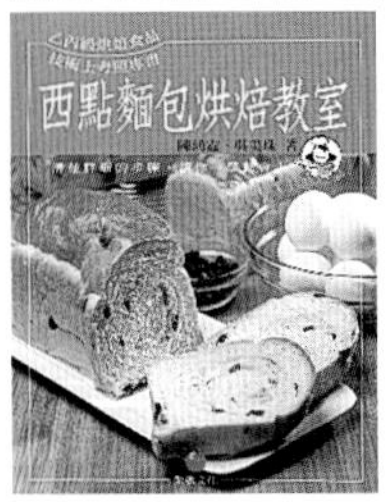

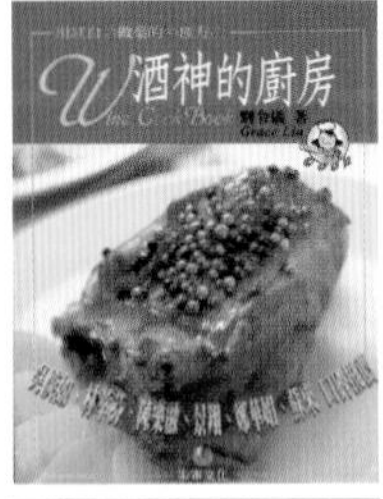

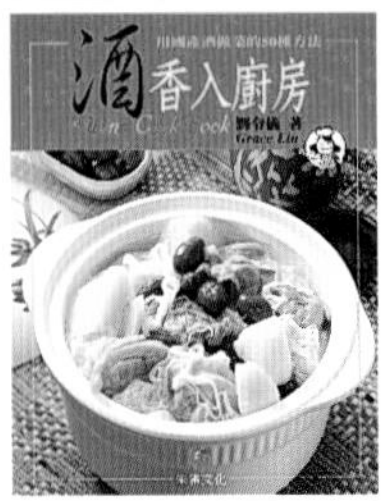

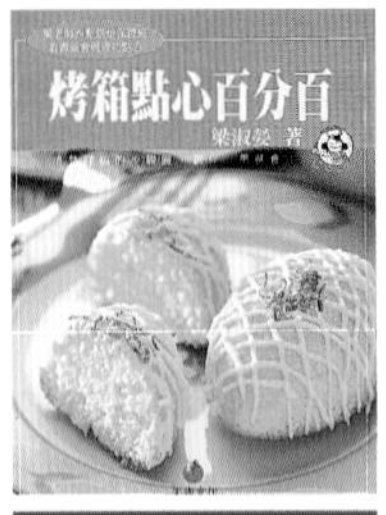

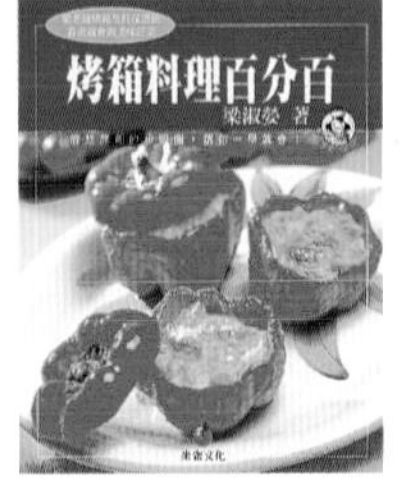

COOK50001

●做西點最簡單

西華飯店點心房副主廚
賴淑萍著　定價280元

ISBN 957-97874-1-7
CIP 427.16　特16開

蛋糕、餅干、塔、果凍、布丁、泡芙、15分鐘簡易小點心等七大類，共50道食譜。

清楚的步驟圖，就算第一次下廚也會做！

詳細的基礎操作，讓初學者一看就明瞭。

事前準備和工具整理，做西點絕不手忙腳亂。

作者的經驗和建議，大大減少失敗機率。

常用術語介紹，輕鬆進入西點世界。

COOK50002

●西點麵包烘焙教室

—乙丙級烘焙食品技術士考照專書

陳鴻霆、吳美珠著
定價420元

ISBN 957-97874-7-6
CIP 427.16　特16開

由乙丙級技術士教導如何準備乙丙級烘焙食品技術士檢定測驗。

乙、丙級麵包及西點蛋糕項目。

最新版烘焙食品學題庫。

提供歷屆考題，每道考題均有中英文對照的品名、烘焙計算、產品製作條件、產品配方及百分比、清楚的步驟流程，以及評分要點說明、應考心得、烘焙小技巧等資訊。

COOK50003

●酒神的廚房

—用紅白酒做菜的50種方法

圓山飯店中餐開發經理
劉令儀著　定價280元

ISBN 957-0309-02-4
CIP 427.1　特16開

本書為目前市面上第一本以紅白葡萄酒入菜的創意食譜。包括涼拌沙拉、羹湯類、熱食主菜及甜點冰品。

步驟簡單，做法容易，適合追求時尚、效率，求新求變的年輕上班族。

作者現任台北圓山飯店中餐開發部經理，曾任美國洛杉磯希爾頓飯店中餐開發經理。擅長創新做菜，是食譜界的明日之星。目前為NEWS98「美食報報報」節目主持人。

吳淡如、林萃芬、鄭華娟、陳樂融、蘇來、景翔專文推薦。

COOK50004

●酒香入廚房

—用國產酒做菜的50種方法

圓山飯店中餐開發經理
劉令儀著　定價280元

ISBN 957-0309-04-0
CIP 427.11　特16開

繼《酒神的廚房：用紅白酒做菜的50種方法》之後，作者再接再勵教讀者以國產公賣局酒添加入食材中，提高食物的色香味。酒類包括高梁、紹興、米酒、水果酒及啤酒等。

本書為目前市面上第一本以國產酒入菜的創意食譜。包括魚蝦海鮮、雞鴨家禽、豬牛畜肉以及什蔬、主食及甜點。

COOK50005

●烤箱點心百分百

梁淑嫈著　定價320元

ISBN 957-0309-07-5
CIP 427.16　特16開

作者自20年前出版第一本國人自製烤箱食譜，至今已銷售近10萬冊。本書沿承朱雀文化西點食譜一貫的編輯方針，以紮實詳細的小步驟圖帶領讀者進入西點烘焙世界，教導讀者看書就會成功做點心。

教你做一個師傅級的戚風蛋糕、為心愛的人裝點一個美麗的蛋糕、發麵及丹麥麵包的製作方法、千層派皮、塔皮的製作方法，內容包括：蛋糕、麵包、派、塔、鬆餅、酥餅和餅干、小點心。

梁老師西點保證班，清楚的步驟圖，就算第一次下廚也會做！詳細的基礎操作，讓初學者一看就明瞭。

COOK50006

●烤箱料理百分百

梁淑嫈著　定價280元

ISBN 957-0309-06-7
CIP 427.1　特16開

選購烤箱的6大原則。

正確使用烤箱的6大重點、用烤箱烹飪菜餚的6大訣竅。

菜餚內容包括：海鮮、雞鴨、牛肉豬肉、蔬菜、點心和主食。

梁老師烤箱料理保證班，清楚的步驟圖，就算第一次下廚也會做！詳細的基礎操作，讓初學者一看就明瞭。

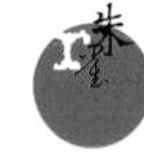

朱雀文化　和你快樂進入

如果你對朱雀的書有興趣：
1.請到全國各大書店選購，如果找不到，請洽書店服務員，可能賣完了喔
2.請到郵局劃撥朱雀文化事業有限公司19234566
3.請親洽朱雀文化（02）2708-4888　歡迎來出版社喝杯茶呀！

◎每道菜色都有清楚的步驟圖，初學者就能上手。 ◎專業的食譜老師親身示範，輕鬆進入烹飪世界。

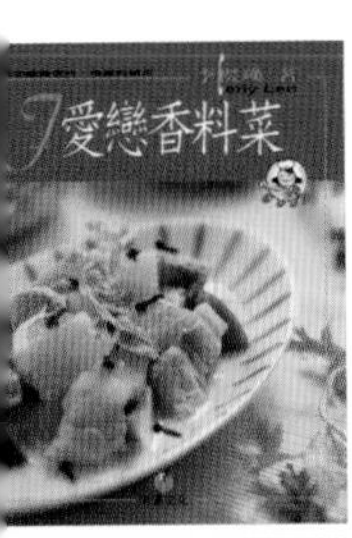

COOK50007

●愛戀香料菜

── 教你認識香料、用香料做菜

李櫻瑛著　定價280元

ISBN 957-0309-08-3
CIP 427.1 特16開

這是目前國人自製的香料食譜中最周全的一本圖書，作者及本出版社原始企畫本書的觀點，是要把中外的香料以最家常的方式呈現於菜餚中，讓遠來的香料不那麼異國、不再遙不可及，也讓讀者明瞭中國人自己的香料特質，尋找屬於本土的香氣。

本書將相同的主材料運用中西不同的烹飪方式，就有了風味與氣色迥然不同的菜餚：以〈他鄉．異國篇〉及〈返鄉．中國篇〉兩個篇章來區別，使讀者在烹飪的同時，亦能享受香料在不同國度裡的不同面貌和吃法。

為著不善烹飪的初學者考量，在食材的處理上有清楚詳盡的方法可供參考。「香料輕輕說」緩緩介紹各式香料的來由、傳說以及使用方法，並附乾香料圖片，以利讀者選購。

書末〈關於香料，你可以知道更多〉將國內的香料購買地、香料的保存方法、香料圖鑑以及各式香料的建議搭配一一說分明。

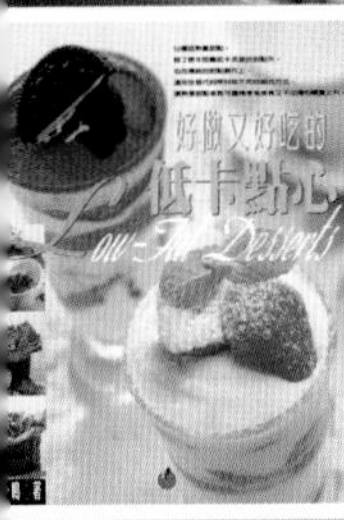

COOK50008

●好做又好吃的低卡點心

香草蛋糕舖**金一鳴著**

定價280元

ISBN 957-0309-11-3
CIP 427.16 特16開

50種低熱量甜點，除了原本即屬低卡洛里的甜點外，也在傳統的甜點製作上，選用些替代的原料或不同的組合方式，讓熱愛甜點者既可盡情享受美食又不必擔心體重上升。

依甜點的製作特性和材料，以春夏秋冬四季區分：春天篇選取以蛋白為主要原料或原有配方加重了蛋白比例的甜點。夏天篇挑選了慕思、果凍、和冰淇淋等清涼的冷點，減少鮮奶油的使用量，而代以蛋白、優格、豆腐和新鮮水果。新鮮的蔬果和天然穀類自然成為秋天篇裡烤焙各種派、塔和小蛋糕的主角。冬天篇，給自己一些小小的縱容，準備稍高熱量的麵糊類、巧克力口味蛋糕，讓歲末寒冬也有更多的暖意。

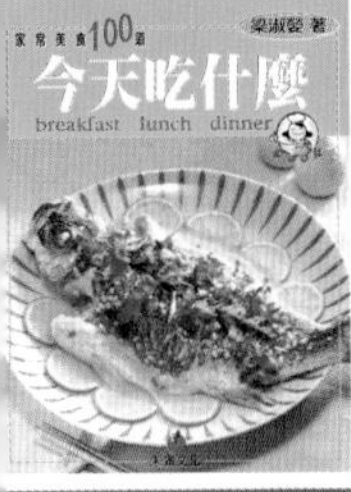

COOK50009

●今天吃什麼

── 家常美食100道

梁淑婺著　定價280元

ISBN 957-0309-13-X
CIP 427.1 特16開

100道早中晚餐，包括晚餐：快炒、羹湯類，中餐：便當菜、簡便快餐，早餐：中式早餐、西式早餐。

每道食譜都有替代食材，讓你輕鬆變換、任意搭配一日三餐的菜餚，從此不必再苦惱：今天吃什麼？

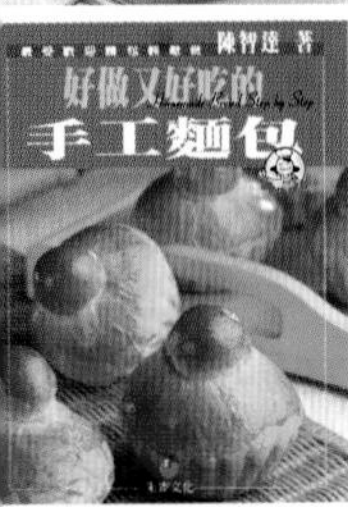

COOK50010

●好做又好吃的手工麵包

── 最受歡迎麵包輕鬆做

優仕紳麵包店**陳智達著**

定價320元

ISBN 957-0309-15-6
CIP 427.16 特16開

集合了50種最受歡迎的麵包，包含：甜麵包、可鬆類麵包、白燒麵包、多拿滋麵包、歐式麵包、花式麵包等六大類。

作者以從事烘焙業20年的經驗，指導讀者輕鬆做出好吃麵包的方法：按照配方準備材料、製作過程中溫度及時間的控制要適宜。

本書在每單元的最開始提供麵糰製作的過程及配方，讓讀者可直接用到同單元的麵包中，不需要做配方的換算也不浪費麵糰；在目錄中也整理出會用到的餡料及麵糰添加料，讓你更方便找尋。

希望這本書能讓你在邊做麵包的同時，也能從中帶來許多的樂趣與溫馨的感受。

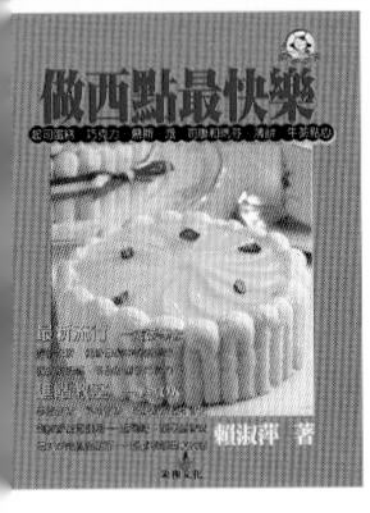

COOK50011

●做西點最快樂

西華飯店點心房副主廚

賴淑萍著　定價320元

ISBN 957-0309-14-8
CIP 427.1 特16開

最流行的起司蛋糕、巧克力、慕斯、派、司康和瑪芬、薄餅、午茶點心大集合。

最熱門的提拉米蘇、義式鮮奶酪、冬日限量生巧克力、偶像日劇中的燒蘋果。

隨書附贈：

●海綿蛋糕基本做法、手指蛋糕基本做法、塔皮、派皮基本做法

●剩餘派皮的運用──起司條、葉子餅做法

●三角紙袋、花嘴、簡易巧克力裝飾片的做法及使用方法

●日式烘焙術語解讀──輕鬆看懂日文食譜

烹飪新世界

朱雀文化事業有限公司
台北市建國南路二段181號8樓 電話：(02)2708-4888 傳真：(02)2707-4633

我們的特色

◎菜式豐富，印刷精美、圖片漂亮，絕對值得收藏。

◎每道菜色都有清楚的步驟圖，初學者就能上手。

◎專業的食譜老師親身示範，輕鬆進入烹飪世界。

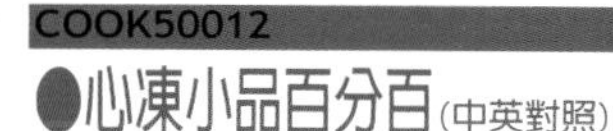

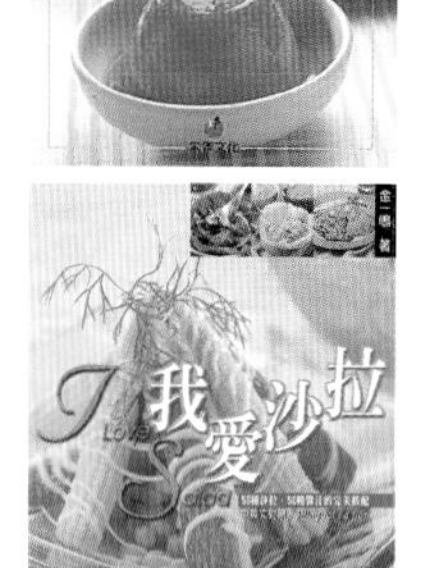

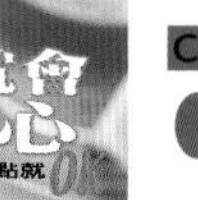

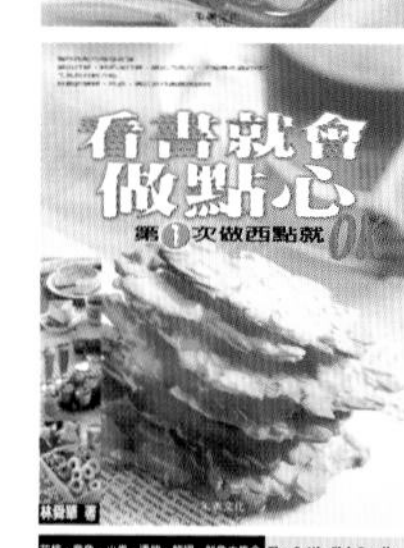

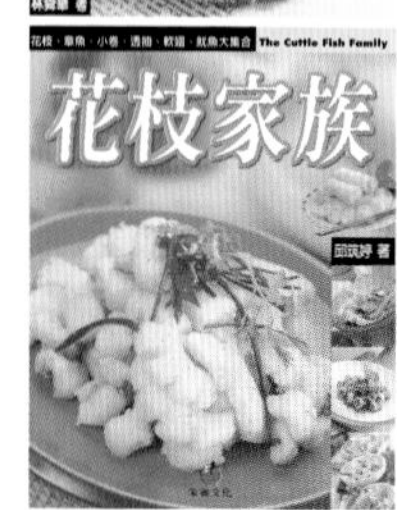

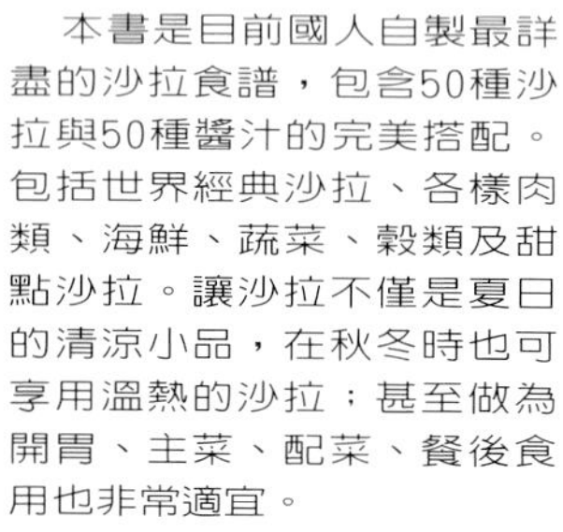

COOK50012

●心凍小品百分百(中英對照)

梁淑嫈著　定價280元

ISBN 957-97874-17-2
CIP 427.16　特16開

本書運用坊間可買到的各種天然凝固劑，設計出各式各樣的甜、鹹小品。

從最傳統的洋菜粉、布丁粉，到葛粉、地瓜粉，以及吉利丁、聚力T，甚至豬皮都可以烹調出各種食物，不僅可製作甜點、果凍、冰寶，還可以做出各式各樣冰涼的菜餚。

無論是夏日消暑小品或平日的開胃小點均適宜。

COOK50013

●我愛沙拉(中英對照)

—50種沙拉、50種醬汁的完美搭配

香草蛋糕舖金一鳴著

定價280元

ISBN 957-0309-18-0
CIP 427.1　特16開

本書是目前國人自製最詳盡的沙拉食譜，包含50種沙拉與50種醬汁的完美搭配。包括世界經典沙拉、各樣肉類、海鮮、蔬菜、穀類及甜點沙拉。讓沙拉不僅是夏日的清涼小品，在秋冬時也可享用溫熱的沙拉；甚至做為開胃、主菜、配菜、餐後食用也非常適宜。

書中設計了50種醬汁，可依清爽油醋汁型、濃稠美乃滋型兩大類基礎醬汁，和食材做多樣的搭配，讓醬汁和沙拉不再只有單調的組合。

為著不善烹飪的初學者考量，書末介紹製作沙拉的蔬菜及醬料，並詳述材料的挑選與清洗保存，讓你吃得健康又營養。

COOK50014

●看書就會做點心

—第1次做西點就OK

林舜華著　定價280元

ISBN 957-0309-20-2
CIP 427.16　特16開

本書針對初學者設計了50種西點，包含餅干、蛋糕、泡芙、提拉米蘇、巧克力及涼品。清楚詳盡的步驟圖，第1次做西點就OK！

在書最開始特別介紹製作西點的基礎常識，如蛋白打發、鮮奶油打發、融化巧克力、手製擠花袋、戚風蛋糕、塔皮和派皮的做法。

為著初次接觸西點製作的讀者，在書中列出常用的工具與材料，包含詳盡的種類、用途、價位及何處選購說明，讓你輕鬆運用自如。

每道西點中均有作者的烹飪經驗與建議，從中學習到小技巧，減少失敗的機率；等駕輕就熟後，就可以做出屬於自己的獨特西點。

COOK50015

●花枝家族

—花枝、章魚、小卷、透抽、軟翅、魷魚大集合

邱筑婷著　定價280元

ISBN 957-0309-22-9
CIP 427.254　特16開

你知道十爪烏賊類包括了花枝、小卷、透抽和軟翅嗎？你酷愛吃QQ的花枝等的軟殼海鮮嗎？這是一本完全花枝家族料理食譜，以涼拌、清蒸之煮、煎炒、酥炸及焗烤、湯品、飯、麵等烹調方法製作出來的花枝大全。

本書以圖片介紹花枝家族的種類、營養價值及市場行情價，讓讀者更清楚分辨出可愛的花枝族譜；且由於這類海鮮口感非常類似，彼此間皆可以互相替代。

書中有詳盡的處理過程圖片及說明，可以輕鬆處理出漂亮美觀的花枝家族。且每道食譜中都有作者的烹飪經驗與建議，從中學習到小技巧，相信做出美味可口的菜餚一點也不難。

輕鬆做001

●涼涼的點心

喬媽媽著

定價120元　特價99元

ISBN 957-94874-4-1
CIP 427.46　特20開

剉冰、蜜豆冰、雪泥等沁涼冰品。

五彩繽紛果凍及軟軟布丁的點心。

洋菜凍、吉利丁、吉利T的比較。

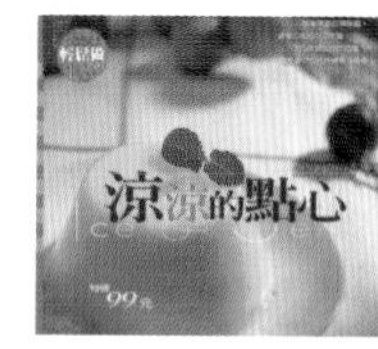

輕鬆做002

●健康優格DIY

楊三連、陳小燕著

定價150元

ISBN 957-0309-01-6
CIP 427.22　特20開

帶領讀者在家自己製作衛生、高品質的優格。

沾醬、濃湯、菜餚、點心，以及最受歡迎的點心飲料，都可以加上優格，增添味覺新體驗。

優格護膚小秘方，優格輕盈苗條法。

關於優格的小常識及疑問解答。

買書就送2包自製優格菌粉。

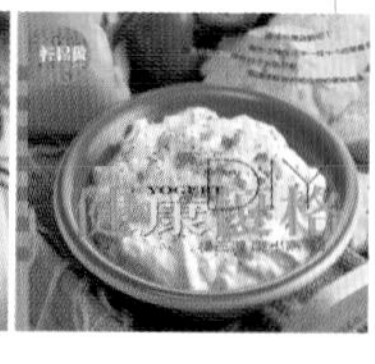

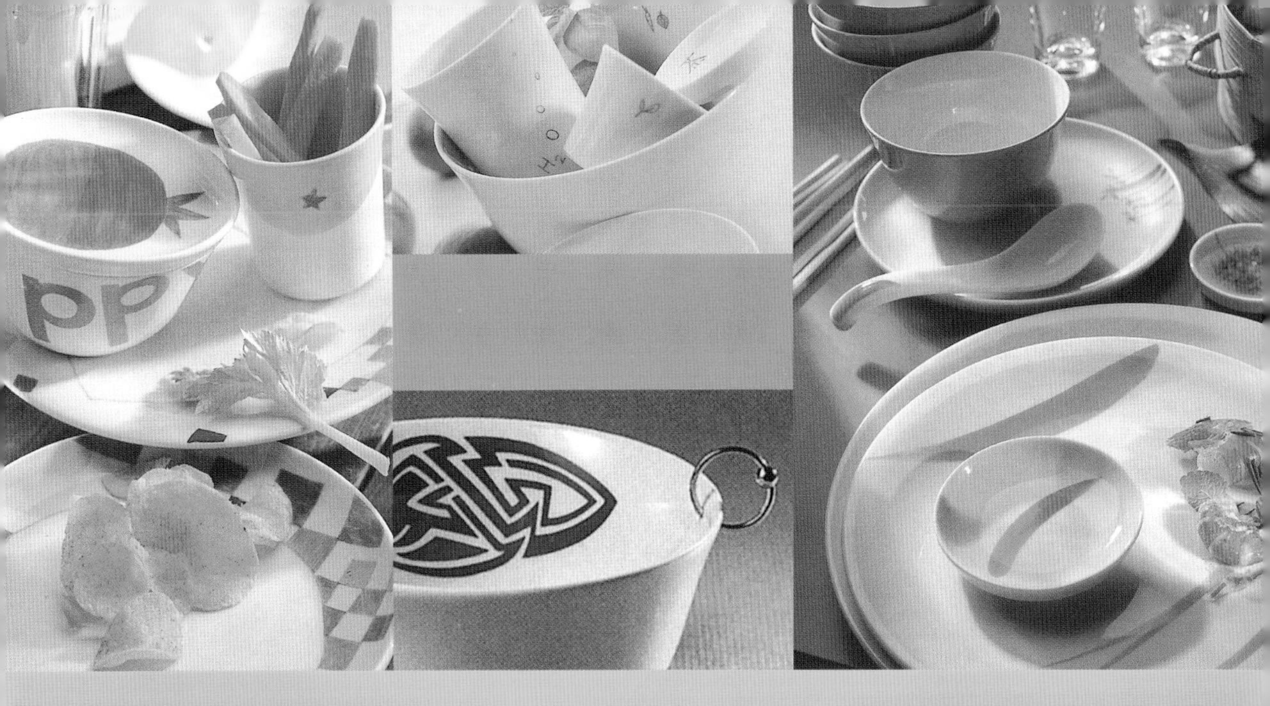

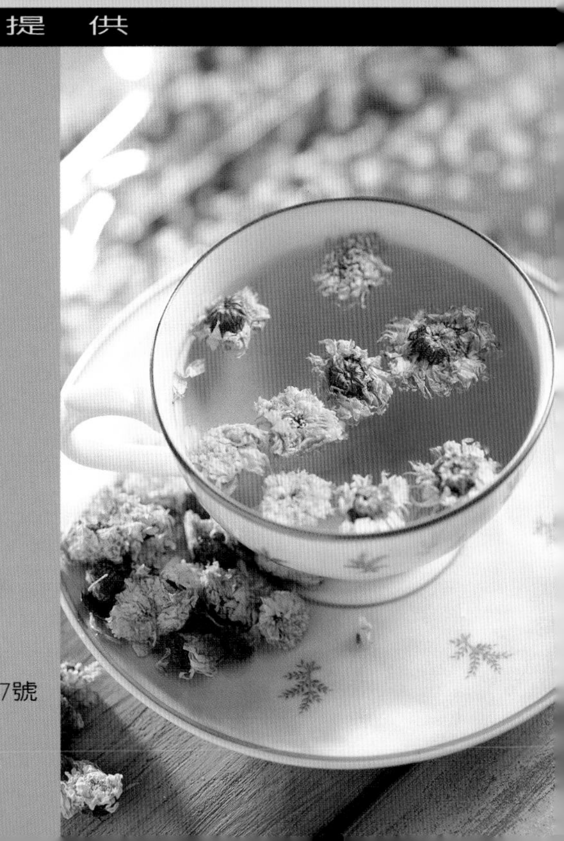

國家圖書館出版品預行編目資料

3分鐘減脂美容茶：65種調理養生良方
／楊錦華 著. -- 初版. -- 台北市：
朱雀文化，2001〔民90〕
面； 公分. --（COOK50系列；19）

ISBN 957-0309-26-1（平裝）

1. 食物治療 2.茶 3. 食譜 4.美容

418.914 89019987

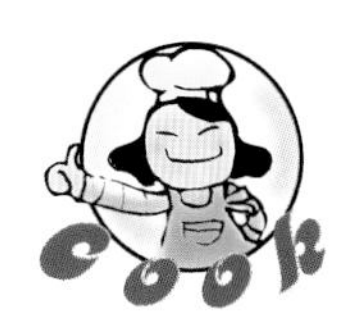

COOK50019

3分鐘減脂美容茶

～65種調理養生良方～

作者 楊錦華
攝影 張緯宇
美術設計 茉莉.com
食譜編輯 葉菁燕
企畫統籌 李 橘
發行人 莫少閒
出版者 朱雀文化事業有限公司
地址 北市建國南路二段181號8樓
電話 02-2708-4888
傳真 02-2707-4633
劃撥帳號 19234566 朱雀文化事業有限公司
e-mail redbook@ms26.hinet.net
網址 http://redbook.com.tw
總經銷 展智文化事業股份有限公司
ISBN 957-0309-26-1
初版一刷 2001.01
初版十八刷 2001.11
定價 280元
出版登記 北市業字第1403號